DR. HIROMI SHINYA
Lang leben ohne Krankheit

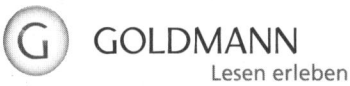
GOLDMANN
Lesen erleben

Dr. Hiromi Shinya

Lang leben
ohne Krankheit

Diät und Gesundheitstipps
vom Entdecker des Enzymfaktors

Aus dem Japanischen und Englischen
von Wolfgang Höhn und Mariko Sakai

GOLDMANN

Die japanische Originalausgabe erschien 2005 unter dem Titel »Byōki ni naranai ikikata« bei Sunmark Publishing, Inc., Tōkyō.
Vorwort, Abschnitt: »Sechs Gründe ...« (Kap. II) und Anhang aus:
Shinya Hiromi: The Enzyme Factor, Council Oak Books,
San Francisco & Tulsa, 2007.

7. Auflage

Deutsche Erstausgabe September 2008
© 2008 der deutschsprachigen Ausgabe
Wilhelm Goldmann Verlag, München
in der Verlagsgruppe Random House GmbH
© 2005 Hiromi Shinya
Original Japanese edition published by Sunmark Publishing, Inc., Tōkyō, Japan.
German translation rights arranged with Sunmark Publishing, Inc.,
through Inter Rights, Inc., Tōkyō
Umschlaggestaltung: Design Team München
Umschlagfotos: Pflanzenmotiv, getty-images;
Porträtfoto Dr. Shinya, Tohoku Color Agency
Redaktion: Andrea Löhndorf
SB · Herstellung: CZ
Satz: KompetenzCenter, Mönchengladbach
Druck und Bindung: GGP Media GmbH, Pößneck
Printed in Germany
ISBN 978-3-442-21833-2
www.goldmann-verlag.de

Inhalt

Kapitel I
Mythen und Irrtümer in der Ernährung

Kapitel II
Ernährung für Gesundheit und Wohlbefinden

Kapitel III
Gewohnheiten für Gesundheit und Vitalität

Kapitel IV
Dem Lebensskript folgen

Anhang
Die Shinya-Methode

Vorwort zur amerikanischen Ausgabe 2007

Ich bin nach dem Zweiten Weltkrieg in Japan aufgewachsen, in einer Zeit, als amerikanische Technologien und Lebensgewohnheiten mein Heimatland zu verändern begannen. Da ich in den Vereinigten Staaten Medizin studieren wollte, ging ich nach dem Medizinstudium in Tōkyō und einer anschließenden chirurgischen Ausbildung 1963 mit meiner jungen Frau nach New York, um in der chirurgischen Abteilung des Beth Israel Medical Center zu arbeiten.

Mir war klar, dass ich mich als Ausländer ernsthaft bemühen und wirklich gute Arbeit leisten musste, um als Arzt in Amerika Erfolg zu haben. In meiner Kindheit und Jugend in Japan hatte ich Kampfkunst trainiert und dabei gelernt, beide Hände gleichermaßen geschickt zu gebrauchen. Diese Beidhändigkeit befähigte mich, mit ungewöhnlicher Effizienz zu operieren.

Während meiner Ausbildung arbeitete ich auch bei Dr. Leon Ginsburg, einem der Entdecker von Morbus Crohn. Als die beiden Ärzte, die Dr. Ginsburg gewöhnlich bei den Operationen assistierten, eines Tages verhindert waren, empfahl seine Operationsschwester, die mich bereits bei der Arbeit beobachtet hatte, stattdessen mich einzusetzen. Als Beidhänder hatte ich den Eingriff ziemlich schnell beendet. Zunächst wollte Dr. Ginsburg nicht glauben, dass ich die Operation in so kurzer Zeit einwandfrei durchgeführt hatte, und schien verärgert. Als er jeoch merkte, wie gut die Heilung bei meinem Patienten verlief, ohne dass es zu den nach langwierigen Eingriffen üblichen Blutungen oder Schwellungen kam, war er beeindruckt, und ich durfte anschließend regelmäßig mit ihm zusammenarbeiten.

Leider ging es weder meiner Frau noch unserer kleinen Tochter in den USA gesundheitlich gut. Meine Frau war die meiste Zeit krank, und da sie nicht stillen konnte, gaben wir unserer Tochter ein Milchpräparat zu trinken. Im Allgemeinen pflegte ich den ganzen Tag im Krankenhaus zu arbeiten und kam erst abends nach Hause, um meiner Frau zu helfen, die zum zweiten Mal schwanger war. Ich wechselte die Windeln und gab dem Säugling das Fläschchen, aber unsere kleine Tochter weinte häufig, und als sich an ihrem ganzen Körper ein Hautausschlag entwickelte und sie unter starkem Juckreiz litt, befand sie sich in einem elenden Zustand.

Dann wurde unser Sohn geboren. Natürlich war das eine große Freude für uns, doch leider begann er bald unter rektalen Blutungen zu leiden. Da ich damals gerade das erste primitive Koloskop erworben hatte, konnte ich ihn untersuchen und stellte fest, dass er Dickdarmentzündung (Colitis ulcerosa) hatte.

Ich war am Boden zerstört. Da stand ich als Doktor der Medizin, unfähig, meine schöne junge Frau zu heilen oder die Beschwerden meiner Kinder zu lindern. In meinem Medizinstudium hatte ich nichts gelernt, was die Ursachen ihrer Beschwerden erklärte. Ich befragte die besten Ärzte, die ich kannte, aber keiner konnte mir wirklich helfen. Es genügte nicht, ein geschickter Chirurg zu sein oder Medikamente gegen bestimmte Symptome zu verabreichen. Ich musste wissen, was ihre Krankheiten verursachte.

Da ich in Japan die Form von Neurodermitis, an der meine Tochter litt, niemals beobachtet hatte, begann ich nachzuforschen, wodurch diese Hautkrankheit in den USA verursacht werden könnte. Da Milchprodukte damals in Japan nur sehr selten auf dem Speiseplan standen, vermutete ich, dass ihre Beschwerden mit der Kuhmilch in ihrem Milchpräparat zusammenhängen könnten. Als wir darauf die Milch wegließen, ging es ihr tatsächlich schnell wieder besser, und daraus schloss ich, dass sie allergisch auf Kuhmilch reagierte. Sie konnte Kuhmilch nicht verdauen, und die unverdauten Partikel, die klein genug waren, um aus dem Darm in die Blutbahn zu gelangen, lösten heftige Abwehrreaktionen ihres Immunsystems aus. Dasselbe galt auch für unseren Sohn, denn als wir ihm ebenfalls keine Milch mehr gaben, verschwand seine Colitis.

Die Krankheit meiner Frau wurde schließlich als Lupus diagnostiziert. Ihre Blutwerte wurden immer schlechter, und sie wurde bleichsüchtig. So sehr wir auch um ihr Leben kämpften, so oft sie auch ins Krankenhaus kam, musste sie sterben, bevor ich genug wusste, um ihr helfen zu können.

Selbst heute kann ich noch nicht genau erklären, was bei ihr Lupus verursacht hatte, aber ich kann mit Gewissheit sagen, dass sie eine genetische Prädisposition zu übermäßigen Immunreaktionen hatte. In Japan hatte sie eine westliche Klosterschule besucht, wo man den Schülerinnen eine Menge Milch zu trinken gab. Zweifellos war sie gegen Milch allergisch gewesen, genauso wie später unsere beiden Kinder. Durch den ständigen Konsum eines Lebensmittels, das bei ihr allergische Reaktionen auslöste, musste ihr Immunsystem so sehr geschwächt worden sein, dass sie für eine Autoimmunkrankheit wie Lupus anfällig geworden war.

Diese Erfahrungen ließen mich begreifen, wie wichtig die Ernährung für unsere Gesundheit ist. Jene traurigen Ereignisse liegen nun über vierzig Jahre zurück, und seither habe ich bei mehr als 300 000 Patienten Magen und Darm untersucht und ihre Ernährungsgewohnheiten protokolliert.

In meinem Beruf als Arzt ging es mir vor allem darum, den menschlichen Körper, Gesundheit und Krankheit zu verstehen. Anfangs konzentrierte ich meine Bemühungen auf die Krankheit selbst – was sie verursacht und wie man sie heilen kann –, aber als ich besser zu begreifen begann, wie der Organismus als Ganzes funktioniert, änderte ich meine therapeutische Sichtweise. Denn ich erkannte, dass sowohl wir Mediziner als auch unsere Patienten mehr Zeit und Energie darauf verwenden sollten, Gesundheit zu verstehen, statt darauf, Krankheit zu bekämpfen.

Der Mensch wird mit dem Anrecht auf Gesundheit geboren: Es ist natürlich, gesund zu sein. Sobald ich zu verstehen begann, was Gesundheit bedeutet, war ich in der Lage, mit dem Körper zu arbeiten und ihm zu helfen, sich von Krankheit zu befreien. Denn nur der Körper selbst kann sich heilen. Als Arzt habe ich für die richtigen Bedingungen, unter denen Heilung stattfinden kann, zu sorgen. Und so führten mich meine Forschungen schließlich nach und nach an den Punkt, an dem meines Erachtens der Schlüssel zur Gesundheit liegt. Dieser Schlüssel ist das *Basisenzym*.

Im menschlichen Körper kennen wir über 5000 Enzyme, die an zahllosen Reaktionen beteiligt sind. Tatsache ist, dass jeder Vorgang in unserem Körper von Enzymen gesteuert wird, aber wir wissen noch ziemlich wenig darüber. Meiner Meinung nach bildet der Organismus die vielen verschiedenen Enzyme aus einem Basis- oder Grundenzym, dessen Menge mehr oder weniger begrenzt ist. Wenn wir unser Basisenzym aufbrauchen, reicht der Vorrat nicht mehr aus, um die Körperzellen ordentlich zu reparieren. Das kann dazu führen, dass im Lauf der Zeit Krebs und andere degenerative Krankheiten entstehen.

In diesem Zusammenhang spreche ich vom *Enzymfaktor*, den wir für unsere Gesundheit und die Heilung nutzen sollten.

Wenn ich Patienten, die an Dickdarmkrebs erkrankt sind, wieder zu guter Gesundheit verhelfen will, entferne ich zuerst den Krebs. Dann verordne ich ihnen eine strenge Diät von enzymreicher, nichttoxischer Nahrung und Wasser, damit ihnen wieder mehr Basisenzym zur Verfügung steht, um die Zellen zu reparieren. Ich halte nicht viel von der Verordnung starker Medikamente (wie Chemotherapeutika), die das Immunsystem schädigen, denn ich weiß, dass Krebs im Dickdarm kein zufälliges, isoliertes Ereignis ist. Dickdarmkrebs zeigt mir an, dass der Gesamtvorrat an Basisenzym erschöpft ist und nicht mehr zur Zellreparatur ausreicht.

Ausgehend von meiner festen Überzeugung, dass unserem Körper nur ein begrenzter Vorrat an Basisenzym zur Verfügung steht und wir ihn nicht durch schlechte Ernährung, Giftstoffe, ungenügende Verdauung und Stress aufbrauchen sollten, ist mir noch etwas anderes klar geworden, und aus diesem Grund bezeichne ich dieses Basisenzym auch als »Wunderenzym«. Denn ich habe Spontanheilungen und Remissionen bei allen Arten von Krankheiten erlebt. Als ich diese Heilungen genauer untersuchte, begann ich allmählich zu begreifen, warum solche »Wunder« geschehen können.

Wir haben zwar die DNA entdeckt, wissen jedoch noch immer nicht genau, welch großes Potenzial in ihr schlummert. Meine Erfahrungen und Forschungen legen den Schluss nahe, dass eine Welle positiver emotionaler Energie, die durch positive Gefühle wie Liebe, Lachen und Freude ausgelöst sein kann, unsere DNA dazu anregt, eine wahre Kaskade von Basisenzym zu produzieren. Freude und Liebe vermögen in uns ein Potenzial zu wecken, das unser derzeitiges menschliches Wissen übersteigt.

In diesem Buch werde ich Ihnen erklären, was Sie jeden Tag tun und essen und welche Nahrungsergänzungsmittel und Enzyme Sie zusätzlich einnehmen sollten, um Ihr Basisenzym und Ihre Gesundheit zu fördern. Doch wenn Sie lange und gesund leben wollen, rate ich Ihnen vor allem, zu tun, was Sie glücklich macht, selbst wenn das bedeutet, dass Sie meinen Empfehlungen manchmal nicht folgen werden.

Machen Sie Musik. Lieben Sie. Amüsieren Sie sich. Genießen Sie einfache Freuden. Machen Sie sich klar, dass ein glückliches und erfülltes Leben der natürliche Weg zur Gesundheit ist. Fröhlicher Enthusiasmus, und nicht so sehr das stringente Festhalten an einer speziellen Ernährungsweise, ist der Schlüssel, der den Enzymfaktor für Sie arbeiten lässt.

Dr. Hiromi Shinya, Juni 2007

Einführung

Lang leben ohne Krankheit

Seit ich vor 45 Jahren Arzt wurde, war ich kein einziges Mal krank. Zum ersten und letzten Mal wurde ich im Alter von 19 Jahren wegen einer Grippe ärztlich behandelt. Zurzeit bin ich mit über 70 Jahren immer noch im Gesundheitswesen Japans und der Vereinigten Staaten tätig, obwohl der Arztberuf sowohl körperlich als auch seelisch extrem belastend ist. Trotzdem ist es mir gelungen, meine Gesundheit zu bewahren, denn ich halte mich täglich an die von mir selbst entwickelte Gesundheitsmethode.

Nachdem ich diese Methode selbst praktiziert und ihre positiven Wirkungen am eigenen Leib erfahren hatte, empfahl ich sie auch meinen Patienten. Die Ergebnisse waren einfach wunderbar und übertrafen meine eigenen Erfolge bei Weitem. Seit ich meine Patienten dazu bringen konnte, diese Methode zu verstehen und anzuwenden, sank die Rückfallrate bei den von mir behandelten Krebskranken auf null!

Im Jahr 1969 gelang mir als erstem Arzt der Welt die erfolgreiche Entfernung von Darmpolypen mithilfe eines Koloskops. Das mag prahlerisch klingen, aber damals war das ein durchaus bedeutsames Ereignis, und zwar deshalb,

15

weil ich Polypen entfernen konnte, ohne die Bauchhöhle aufschneiden zu müssen, und auf diese Weise die möglichen Belastungen durch eine offene Operation vermieden wurden. Außerdem bin ich sicher, dass alle Leute am liebsten auf Operationen verzichten würden.

Da ich zu jener Zeit als einziger Arzt über diese spezielle Technik verfügte, war ich auf einmal sehr gefragt, gab es doch damals allein in den USA schätzungsweise über zehn Millionen Menschen, die eine Dickdarmuntersuchung benötigten. Das hatte zur Folge, dass immer mehr Patienten von überall her in meine Praxis strömten und nach dieser weniger invasiven Methode fragten.

So wurde ich in meinen frühen dreißiger Jahren Chefarzt für chirurgische Endoskopie an einer großen amerikanischen Klinik. Vormittags arbeitete ich dort und nachmittags in meiner Privatpraxis; dabei untersuchte ich Patienten von früh bis spät. Über die Jahre kam es dann so weit, dass ich als Gastroenterologe bei über 300 000 Personen Dickdarm und Magen endoskopisch untersucht hatte, bevor ich mir über diese gewaltige Zahl Gedanken machte. Unter meinen Patienten waren auch bekannte Persönlichkeiten, wie zum Beispiel der Schauspieler Dustin Hoffman, der sich alle drei Jahre von mir untersuchen lässt. Als gesundheitsbewusster Mensch mit Vorliebe für Sushi scheint er sich regelmäßig an meine Methode zu halten. Zu meinen berühmten Patienten gehörten unter anderem der Musiker Sting sowie die Filmstars Vera Wang, Kevin Kline und Rock Hudson, um nur einige zu nennen. Während der Präsidentschaft von Ronald Reagan wirkte ich häufig als inoffizieller medizinischer Berater für sein Ärzteteam. Für meine Ernährungsmethode habe ich in Japan von vielen Prominenten wie den früheren Premierministern Nakasone und Hata, dem Nobelpreisträger Leon Esaki und der Schauspielerin Keiko Takeshita große Anerkennung erhalten.

Diese bekannten Namen nenne ich hier nicht, um damit zu prahlen, sondern um das Interesse an der besonderen Gesundheitsmethode zu wecken, die ich in diesem Buch vorstellen möchte. Die umfassenden klinischen Daten, die ich aus der gastroenterologischen Diagnose von über 300000 Patienten gewonnen habe, belegen eindeutig, dass das Magen-Darm-System eines gesunden Menschen sauber ist, während das bei Kranken nicht der Fall ist. In Anlehnung an die fernöstliche Vorstellung, dass Menschen entweder gute oder schlechte *Gesichtszüge* haben (in denen sich ihr mentaler/emotionaler Zustand spiegelt), kann ich die Gesundheit einer Person beurteilen, indem ich die *Züge/Merkmale ihres Magens* und die *Züge/Merkmale ihres Darms* betrachte.

Ein Mensch mit guten Merkmalen des Magen-Darm-Trakts ist geistig und körperlich gesund; dagegen leiden Personen mit schlechten Merkmalen gewöhnlich unter irgendwelchen psychischen oder physischen Beschwerden. Ebenso gilt umgekehrt: Während eine gesunde Person gute Merkmale des Magen-Darm-Trakts zeigt, weist eine kränkliche Person schlechte Merkmale auf. Demzufolge steht die Bewahrung der Allgemeingesundheit in direktem Zusammenhang mit der Bewahrung guter Merkmale in Magen und Darm.

Den größten Einfluss auf die Merkmale unseres Magen-Darm-Trakts haben unsere Ernährungs- und Lebensgewohnheiten. Deshalb müssen die Patienten bei mir zuerst einen Fragebogen zu ihren Ernährungs- und Lebensgewohnheiten ausfüllen. Die Auswertung dieser Fragebögen hat ergeben, dass ein klarer Zusammenhang zwischen Ernährung, Lebensweise und den Merkmalen des Magen-Darm-Trakts besteht.

Mit diesem Buch habe ich mir vorgenommen, Ihnen anhand der Erfahrungen meiner Patienten zu erklären, wie Sie ein langes und gesundes Leben führen können. Was aber müssen Sie dafür tun? Zusammenfassend lässt sich antworten, dass das vom Basisenzym in Ihrem Körper abhängt. Die meisten von Ihnen dürften diesen Ausdruck noch nie gehört haben, denn ich habe ihn selbst geprägt. Das Basisenzym ist – kurz gesagt – der Prototyp der über 5000 Arten von Enzymen, die im menschlichen Organismus vorkommen.

Enzym ist ein Allgemeinbegriff für Proteinkatalysatoren, die in den Zellen von Lebewesen gebildet werden; überall, wo es pflanzliches oder tierisches Leben gibt, gibt es auch Enzyme. Enzyme spielen eine entscheidende Rolle bei allen Lebens- und Stoffwechselvorgängen, wie Synthese und Zersetzung, Transport, Ausscheidung, Entgiftung und Energieversorgung. Ohne Enzyme würde kein Lebewesen existieren können, und so versteht es sich von selbst, dass unser menschliches Leben ebenfalls von der Aktivität der Enzyme abhängt.

Es gibt so viele Arten von Enzymen, weil jedes Enzym

eine einmalige Funktion und besondere Eigenschaften hat. So reagiert zum Beispiel das Enzym Amylase, das im Speichel vorkommt, ausschließlich im Kontakt mit Kohlenhydraten. Auch Fette und Proteine werden jeweils von ihren zugeordneten spezifischen Enzymen verdaut. Unsere lebensnotwendigen Enzyme werden in den Zellen unseres Körpers produziert. Laut Forschung soll es über 5000 verschiedenartige Enzyme im menschlichen Körper geben, die alle aus Bestandteilen unserer täglichen Nahrung gebildet werden.

Obwohl in Abhängigkeit von den Bedürfnissen des Organismus so viele Arten von Enzymen gebildet werden, wissen wir noch nicht genau, wie die Enzyme in den Zellen entstehen. Das Basisenzym, von dem in diesem Buch die Rede ist, ist ein Enzymprototyp mit dem Potenzial, sich in Reaktion auf ein bestimmtes Bedürfnis in ein spezifisches Enzym umwandeln zu lassen.

Die Vorstellung von einem Enzymprototyp habe ich entwickelt, als ich folgende Beobachtung machte: Wenn ein bestimmter Körperbereich größere Mengen eines bestimmten Enzyms benötigt und entsprechend viel davon verbraucht, kann es in anderen Körperbereichen zu einem Mangel an den dort notwendigen Enzymen kommen. Wenn zum Beispiel große Mengen Alkohol konsumiert werden, wird eine überdurchschnittlich große Menge eines bestimmten Enzyms benötigt, um den Alkohol in der Leber abzubauen. Das würde dann zu einem Mangel bei den für Verdauung und Resorption notwendigen Enzymen im Magen-Darm-Trakt führen. Mit anderen Worten, es gibt keine festgesetzten Mengen für jede der vielen Tausend vorhandenen Enzymarten; vielmehr wird zuerst der Enzymprototyp hergestellt, und dieser wird dann bei Bedarf in einen spezifischen Enzymtyp umgewandelt und an genau der Stelle verbraucht, wo er benötigt wird.

Gegenwärtig richtet sich weltweit große Aufmerksamkeit auf die Enzymforschung, denn Enzyme bilden den Schlüssel zur Kontrolle unserer Gesundheit. Aber obwohl die Forschung voranschreitet, gibt es viele Eigenschaften der Enzyme, die wir noch nicht verstehen. Dr. Edward Howell, der führende Enzymforscher in den Vereinigten Staaten, hat die interessante These aufgestellt, dass die Gesamtmenge der Enzyme, die ein Lebewesen im Verlauf seines Lebens herstellen kann, festgelegt ist. Dr. Howell hat diese fixe Menge an Körperenzymen als »Enzympotenzial« bezeichnet. Wenn das Enzympotenzial erschöpft ist, bedeutet das, dass das Leben des betreffenden Organismus zu Ende ist. Dr. Howells These vom Enzympotenzial kommt meiner Vorstellung vom Basisenzym sehr nahe, und je nachdem, in welche Richtung sich die Forschung entwickelt, bin ich sicher, dass die Existenz des Basisenzyms eines Tages nachgewiesen werden kann.

Wie dem auch sei, die Enzymforschung befindet sich zurzeit noch im Anfangsstadium, und so gesehen ist die Existenz eines Basisenzyms gegenwärtig lediglich eine Hypothese. Aber sich so zu ernähren, dass der Vorrat an Basisenzym aufgefüllt wird, und seine Lebensweise so zu gestalten, dass sich das Basisenzym nicht erschöpft und die Merkmale des Magen-Darm-Trakts verbessert werden, sind Methoden, deren Effizienz ich klinisch nachweisen konnte.

Meine auf diesen Ergebnissen basierende Theorie ist wiederum die Grundlage der Gesundheitsmethode, die ich in diesem Buch vorstellen möchte. Es mag Sie überraschen, Empfehlungen vorzufinden, die dem gesunden Menschenverstand und dem Allgemeinwissen zu widersprechen scheinen. Doch alles, was ich Ihnen in diesem Buch vorstelle, habe ich an mir selbst überprüft. Erst nachdem ich die Unbedenklichkeit dieser Methode verifiziert hatte, habe ich sie auch meinen Patienten empfohlen, in dem Bestreben, ihren Gesundheitszustand zu verbessern.

In der aktuellen medizinischen Praxis sind immer weniger Ärzte in der Lage, den menschlichen Körper als Ganzheit zu untersuchen, weil die Spezialisierung der Ärzte überhandnimmt. Der Gastroenterologe untersucht ausschließlich Magen und Darm, der Augenarzt nur die Augen. Diese ausufernde Spezialisierung birgt die Gefahr, dass etwas Wichtiges übersehen werden könnte. Denn im menschlichen Organismus ist alles miteinander verbunden. Wenn zum Beispiel ein Zahn Karies entwickelt, wird das Auswirkungen auf den ganzen Körper haben. Ungenügend gekaute Nahrung wird Magen und Darm belasten, Verdauungsstörungen verursachen und die Resorption von Nährstoffen behindern, und das kann zu einer Fülle von Beschwerden im gesamten Körper führen. Ein kleines Gesundheitsproblem mag auf den ersten Blick unerheblich erscheinen, aber es kommt keineswegs selten vor, dass sich aus solchen kleinen Problemen zuletzt ernste Krankheiten entwickeln. Unsere Gesundheit hängt von vielen alltäglichen Tätigkeiten ab, wie Essen, Trinken, Bewegung, Ruhen, Schlafen und die

Pflege eines harmonischen Geisteszustandes. Wenn sich nur in einem dieser Bereiche ein Problem entwickelt, ist der ganze Körper davon betroffen. Angesichts der komplexen Vernetzung des menschlichen Körpers bin ich davon überzeugt, dass es die Funktion des Enzymfaktors ist, die für ein gesundes Leben notwendige Homöostase aufrechtzuerhalten.

In der modernen Gesellschaft werden wir jedoch mit einer Fülle von Faktoren konfrontiert, durch die unser kostbares Basisenzym aufgezehrt wird. Dazu gehören Genussmittel wie Tabak und Alkohol, Lebensmittelzusatzstoffe und Agrarchemikalien, ganz zu schweigen von Drogen und Stress, Umweltverschmutzung und Elektrosmog. Um unter diesen Lebensbedingungen seine Gesundheit zu bewahren, sollte man die Funktionen des eigenen Organismus verstehen und den festen Willen haben, sich selbst um seine Gesundheit zu kümmern.

Das ist nicht besonders schwierig. Wenn die kausale Beziehung zwischen dem, was die Vorräte an Basisenzym erschöpft, und dem, was sie wieder auffüllt, richtig verstanden wird, wird es Ihnen mit geringer Mühe auf regelmäßiger Basis gelingen, Ihre natürliche Lebensspanne zu vollenden, ohne krank zu werden. Nach einer japanischen Redensart heißt es, dass man sein Leben entweder »kurz und dick« oder »lang und dünn« leben könne. Ich möchte Sie jedoch auffordern, dieses Buch zu lesen und dann ein »langes und dickes Leben« zu genießen. Auch den altbekannten (englischen) Spruch: »Iss, trink und sei fröhlich, denn morgen bist du tot«, möchte ich neu formulieren und Ihnen stattdessen vorschlagen: »Iss und trink mit Verstand und lebe fröhlich – heute und morgen.« Was Sie tun können, um nach dieser Maxime zu leben, werde ich Ihnen auf den folgenden Seiten zeigen.

»Selbst wenn du erst jetzt anfängst,
ist es nicht zu spät.«
Dr. Shinya

Kapitel I

Mythen und Irrtümer in der Ernährung

Obwohl mehr als 40 Jahre vergangen sind, seit ich Gastro-enterologe wurde, musste ich bis heute tatsächlich keinen einzigen Totenschein ausstellen. Für einen Facharzt, der jeden Tag schwere Krankheiten wie Darmkrebs behandelt oder Kolonpolypektomien bei Vor- oder Frühstufen von Darmkrebs durchführt, dürfte das wirklich selten sein. Der Grund dafür besteht darin, dass ich eng mit meinen Patien-ten zusammengearbeitet und ihnen beigebracht habe, wie sie ihre Gesundheit bewahren können. Als Mediziner bin ich fest davon überzeugt, dass ein Arzt, auch wenn er sich noch so sehr bemüht, die Gesundheit eines Patienten nicht in vol-lem Umfang wiederherstellen kann, wenn er lediglich seine Krankheit behandelt. Die tägliche Lebensführung zu ver-bessern, ist im Grunde wichtiger als Operation oder Medika-tion.

Mit der »Ernährungs- und Gesundheitsmethode nach Shinya« – kurz: Shinya-Methode –, die ich in diesem Buch vorstellen möchte, habe ich klinische Resultate mit einer Rückfallquote von null Prozent bei Krebserkrankungen erreicht. Das ist dem Umstand zu verdanken, dass meine Krebspatienten ihre Gesundheit ernst nehmen, mir voll und ganz vertrauen und meine Gesundheitsmethode täglich praktizieren. In diesem Buch möchte ich Sie an den Erfahrungen und Ergebnissen, die ich zusammen mit meinen Patienten erreicht habe, teilhaben lassen.

Heute leben wir in einer Zeit, in der Sie selbst Verantwortung für Ihre Gesundheit übernehmen sollten. In der Vergangenheit dachten die Leute, dass Krankheiten von Ärzten und mithilfe von Medikamenten kuriert werden müssten. Die Patienten waren passiv und beschränkten sich darauf, den Anweisungen ihres Arztes zu folgen und die verordneten Medikamente einzunehmen.

Auch im Hinblick auf die explodierenden Gesundheitskosten, die in manchen Ländern sogar die Hälfte des Staatshaushalts ausmachen können, muss man erkennen, dass jeder von uns heute eine größere Verantwortung für seine eigene Gesundheit zu übernehmen hat. Jeder hofft darauf, niemals krank zu werden, und natürlich sind kranke Menschen von dem starken Wunsch erfüllt, schnell wieder gesund zu werden. Im Verlauf dieses Buches möchte ich Ihnen eine Lebensweise vorstellen, die Ihnen ein langes, erfülltes Leben ohne Krankheit ermöglichen kann. Viele von Ihnen werden jetzt denken, dass dies unmöglich sei, aber ich werde Ihnen das Gegenteil beweisen.

Um dieses Ziel zu erreichen, wird es notwendig sein, Ihre bisherigen Ernährungs- und Lebensgewohnheiten zu ändern. Dies mag viele von Ihnen zögern lassen, meinen Vorschlägen Beachtung zu schenken, aber ich bin fest davon überzeugt, dass Sie Ihre Meinung nach Lektüre dieses Buches geändert haben werden. Wenn die Menschen krank werden, erleben wir nur zu oft, dass sie darüber klagen. Aber Krankheit ist keine Prüfung oder Strafe des Himmels, sondern eher das im Lauf der Jahrzehnte angesammelte Resultat schlechter Gewohnheiten.

In guter Gesundheit hundert werden

Halten Sie sich für gesund? Es gibt wahrscheinlich nur wenige Leute, die diese Frage definitiv mit Ja beantworten können. Das hängt damit zusammen, dass »nicht krank sein« nicht dasselbe ist wie »gesund sein«. In der östlichen Heilkunst spricht man von »latenter« oder »schlafender Krankheit« (jap. *mibyō* – wörtlich: »noch nicht krank«). Dieser Ausdruck bezeichnet einen Zustand, in dem eine Person noch nicht richtig krank, aber auch nicht mehr völlig gesund ist. Mit anderen Worten, es handelt sich um einen Zustand, in dem eine Person weder gesund noch krank ist, aber nur einen Schritt vor Ausbruch einer Erkrankung steht. Gegenwärtig gibt es in Japan und auf der ganzen Welt viele Menschen, die sich in einem solchen Zustand befinden. Selbst Leute, die sich für gesund halten, leiden oft unter Beschwerden wie Verstopfung oder Durchfall, Schlaflosigkeit und Verspannungen im Schulter-Nacken-Bereich. Diese Symptome sind SOS-Signale Ihres Körpers. Wenn Sie das auf die leichte Schulter nehmen, mit Bemerkungen wie »Das ist normal für mich!« oder »Ich bin eben so!«, dann laufen Sie Gefahr, dass solche kleineren Beschwerden sich zu einer ernsten Krankheit entwickeln.

In der Zeit nach dem Zweiten Weltkrieg stieg die durchschnittliche Lebensdauer in Japan dramatisch, und heute ist Japan das Land mit der höchsten Lebenserwartung in der Welt. Da ein längeres Leben im Interesse aller Menschen liegt, ist das als positive Tendenz zu werten. Trotzdem sollten wir angesichts dieser statistischen Werte für die durchschnittliche Lebenserwartung nicht selbstzufrieden werden, denn diese Zahlen spiegeln den wahren Gesundheitszustand der Menschen nicht genau wider. So zählen zum Beispiel eine hundertjährige Person, die ein gesundes Leben führt, und eine hundertjährige Person, die krank und bettlägerig ist, in der Statistik gleich. Beide sind zwar gleich alt, aber ihre Lebensqualität variiert beträchtlich. Denn unabhängig vom Alter können Sie ein langes Leben nicht genießen, wenn Sie nicht gesund sind. Nur wenige Menschen würden sich ein langes Leben in Krankheit wünschen!

Versuchen Sie einmal, sich den Zustand eines älteren Verwandten oder guten Bekannten ins Gedächtnis zu rufen. Wären Sie zufrieden, wenn Sie Ihr Alter im selben Gesundheitszustand wie dieser erreichten? Leider würden die meisten diese Frage mit Nein beantworten.

Wenn man älter wird, wird selbst der Körper einer gesunden Person schwächer werden. Doch Krankheit und der natürliche Verfall des Körpers sind zwei ganz verschiedene Dinge. Aus welchen Gründen werden ältere Menschen krank?

Zwischen einem gesunden Hundertjährigen und einem bettlägerigen Hundertjährigen besteht kein Altersunterschied. Es sind die Unterschiede in Lebensweise und -gewohnheiten, deren Folgen sich im Lauf der hundert Jahre summieren. Mit einem Wort, es hängt von den Ernährungs- und Lebensgewohnheiten ab, ob eine Person gesund ist oder nicht. Der Gesundheitszustand einer Person wird von der täglichen Akkumulation von Faktoren wie Nahrung, Genussmittelkonsum, Wasser, Bewegung, Schlaf, Arbeit und Stress bestimmt. Deshalb sollten wir uns fragen, was für eine Lebensweise wir pflegen sollten, um ein gesundes und langes Leben zu erreichen.

In unserer Zeit ist die Gesundheits- und Fitnessindustrie ein gewaltiger Markt. Die Ladentische quellen über von Gesundheitsprodukten unterschiedlichster Art. Viele Leute versorgen sich mit Nahrungsergänzungsmitteln, deren Etiketten ihnen versprechen, dass die Lösung für ihr Gesundheitsproblem ganz einfach ist – nämlich dieses Präparat einzunehmen. Und wenn überdies die Werbung im Fernsehen oder in Zeitschriften suggeriert, dass das Produkt XY »gut für die Gesundheit ist«, ist dieses Produkt oft schon am folgenden Tag ausverkauft. Im Grunde bedeutet das jedoch, dass die meisten Leute nicht genau wissen, was wirklich gut für ihren Körper ist. Stattdessen sind sie verwirrt, weil es ihnen am rechten Wissen mangelt und sie daher von den Medien und der Produktwerbung leicht zu manipulieren sind.

Warum die modernen Ernährungslehren sich irren

Gibt es etwas, auf das Sie besonders Wert legen, um Ihre Gesundheit zu bewahren und zu fördern? Achten Sie auf regelmäßige sportliche Betätigung, richtige Ernährung und die Einnahme von Nahrungsergänzungsmitteln und Kräutermedizin? Ich habe nicht die Absicht, Ihre derzeitigen Ernährungs- und Lebensgewohnheiten zu kritisieren, aber ich möchte Ihnen sehr empfehlen, mindestens einmal am Tag Ihren eigenen Gesundheitszustand zu überprüfen und darüber nachzudenken, ob Ihre Gewohnheiten und Ihre Lebensweise wirklich zur Bewahrung Ihrer Gesundheit beitragen. Das rate ich Ihnen vor allem deshalb, weil viele Produkte, die generell als »gut für die Gesundheit« gelten, in Wirklichkeit Substanzen enthalten, die Ihren Organismus schädigen können.

Folgen Sie zum Beispiel den folgenden weitverbreiteten Gesundheitspraktiken?

Allgemeine Ernährungsmythen:
- Essen Sie täglich Joghurt, um die Darmgesundheit zu verbessern.
- Trinken Sie täglich Milch, um Kalziummangel zu vermeiden.

- Führen Sie sich die tägliche Vitamindosis lieber in Tablettenform zu als durch den Verzehr von Obst, weil Obst dazu führen könnte, dass Sie zunehmen.
- Essen Sie weniger Kohlenhydrate wie Reis oder Brot, um eine Gewichtszunahme zu verhindern.
- Essen Sie möglichst Nahrung mit einem hohen Proteinanteil und wenig Kalorien.
- Nehmen Sie Flüssigkeit zu sich, indem Sie japanischen Grüntee trinken, der reich an Antioxidanzien ist.
- Kochen Sie Leitungswasser vor dem Trinken ab, um Chlorrückstände zu entfernen.

All diese Dinge gelten allgemein als »gut für die Gesundheit«. Doch nach meiner Auffassung als Gastroenterologe und Spezialist für Endoskopie handelt es sich dabei um Irrtümer, die nachteilige Auswirkungen auf den Zustand Ihres Magen-Darm-Trakts haben. Unter den vielen Leuten, die täglich Joghurt essen, habe ich tatsächlich noch niemanden mit einem wirklich gesunden Darm gesehen. Die Mehrheit der Amerikaner trinkt täglich größere Mengen Milch, aber viele von ihnen leiden an Osteoporose. Bei Japanern, die viel grünen Tee mit einem hohen Gehalt an Antioxidanzien trinken, ist der Magen in schlechter Verfassung, und viele leiden unter sogenannter atrophischer Gastritis, einer Vorstufe von Magenkrebs.

Eine Person mit schlechten Merkmalen des Magen-Darm-Trakts ist niemals gesund. Angesichts dieser Tatsache muss man sich doch fragen, warum Dinge, die Magen und Darm schädigen, überall als »gut für die Gesundheit« gelten. Das hängt letztlich wohl mit der Tendenz zusammen, lediglich einen Aspekt oder eine bestimmte Wirkung eines Nahrungsmittels oder Getränks zu betrachten und nicht die Gesamtheit aller Faktoren.

Nehmen Sie zum Beispiel den grünen Tee: Es besteht kein Zweifel, dass Grüntee, der viele Antioxidanzien enthält, Bakterien töten und positive antioxidative Wirkungen entfalten kann. Diese Tatsache hat zu der weitverbreiteten Meinung geführt, dass der reichliche Genuss von japanischem Grüntee das Leben verlängern und zur Vorbeugung von Krebs beitragen kann. Ich hatte schon immer meine Zweifel an diesem »Mythos von den Antioxidanzien«, weil meine eigenen klinischen Daten diese allgemeine These widerlegen. Bei der Untersuchung von Tausenden von Patienten habe ich festgestellt, dass Menschen, die mengenweise grünen Tee trinken, schlechte Magenmerkmale aufweisen. Es stimmt, dass die im Tee enthaltenen Antioxidanzien zu den sogenannten Polyphenolen gehören, einer Gruppe von bioaktiven Substanzen, welche die schädlichen Wirkungen der freien Radikale verhindern oder neutralisieren können. Wenn jedoch verschiedene Arten von Polyphenolen zusammenkommen, bilden sich auch Tannine.

Als Tannine bezeichnet man eine Gruppe von natürlichen Gerbstoffen, die unter anderem den adstringierenden, herben Geschmack in bestimmten Pflanzen und Früchten verursachen. So wird zum Beispiel die »Herbheit« von Kakifrüchten durch Tannine hervorgerufen. Tannine oxidieren leicht, und je nachdem, wie stark sie mit Luft oder heißem

Wasser in Berührung kommen, kann es leicht zur Bildung von Tanninsäure kommen. Tanninsäure wiederum hat die Eigenschaft, Eiweißstoffe gerinnen zu lassen. Nach meiner Ansicht hat Tee, in dem Tanninsäure enthalten ist, negative Auswirkungen auf die Magenschleimhaut, und das führt dazu, dass die betreffende Person schlechte Magenmerkmale zeigt.

Tatsächlich habe ich bei endoskopischen Magenuntersuchungen festgestellt, dass die Magenschleimhaut von Personen, die regelmäßig Tee (grünen Tee, chinesischen Oolong-Tee, schwarzen Tee) oder Kaffee mit einem hohen Tanninsäuregehalt trinken, aufgrund atrophischer Veränderungen oft ausgedünnt ist. Es ist eine bekannte Tatsache, dass solche atrophischen Veränderungen oder chronische Gastritis leicht zu Magenkrebs mutieren können. Um diese These zu stützen, hat Professor Kawanishi von der Mie-Universität beim Japanischen Krebskongress im September 2003 einen Bericht vorgelegt, in dem nachgewiesen wird, dass Antioxidanzien die DNA beschädigen können.

Aber dies ist nicht das einzige Risiko beim Genuss von Tee. Viele der Teesorten, die heute im Supermarkt angeboten werden, enthalten Rückstände der Agrarchemikalien, die beim Anbau zum Einsatz kommen.

In Anbetracht der kombinierten negativen Wirkungen von Tanninsäure, chemischen Verunreinigungen und Koffein würde ich dringend empfehlen, statt Tee lieber reines Wasser zu trinken. Denjenigen unter meinen Lesern, die den Tee lieben und nicht davon lassen können, rate ich, Teeblätter aus biologischem Anbau zu verwenden, den Tee besser nach den Mahlzeiten zu trinken anstatt auf leeren Magen, um so zusätzlichen Stress für die Magenbeschichtung zu vermeiden, und den Teekonsum auf zwei bis drei Tassen pro Tag zu beschränken.

Viele Leute fallen auf solche weitverbreiteten Irrtümer herein, weil die heutige Medizin den menschlichen Körper nicht mehr als Ganzes betrachtet. Im menschlichen Organismus ist alles mit allem verbunden. Nur weil ein einzelner Inhaltsstoff eines Nahrungsmittels an einer bestimmten Stelle des Körpers gute Dienste leistet, bedeutet das noch nicht, dass es gut für den ganzen Körper ist. Bei der Wahl Ihrer Nahrungsmittel und Getränke sollten Sie die Zusammenhänge im Blick behalten, damit Sie nicht Gefahr laufen, »den Wald vor lauter Bäumen nicht zu sehen«. Wir können nicht entscheiden, ob ein Nahrungsmittel gut oder schlecht ist, wenn wir lediglich einen einzigen Inhaltsstoff betrachten.

Energiemangel trotz Fleischverzehr

Im Jahr 1977 wurde in den USA eine interessante Untersuchung zu Ernährung und Gesundheit veröffentlicht – der nach dem Senator George S. McGovern benannte »McGovern Report«. Der Anlass für diesen Bericht war ein akutes Problem: Die medizinischen Ausgaben explodierten damals so sehr, dass Amerikas finanzielle Gesamtsituation unter Druck geriet. Trotz aller medizinischer Fortschritte nahm die Zahl der Kranken, besonders der Krebs- und Herzkranken, Jahr für Jahr ständig zu. In der Folge wuchsen auch die Ausgaben im Gesundheitssystem immer mehr und erreichten schließlich einen kritischen Punkt, an dem das finanzielle Wohl der ganzen Nation in Gefahr geriet.

Wenn es nicht gelänge, die Hauptursachen für den sich ständig verschlechternden Gesundheitszustand der Amerikaner zu identifizieren und einen konkreten Plan zur Bekämpfung dieser Entwicklung aufzustellen, könnte die Situation finanziell aus dem Ruder laufen. Angesichts dieser drohenden Krise wurde im Senat ein spezieller Untersuchungsausschuss eingerichtet, in dem Senator McGovern als Vorsitzender fungierte. Die Ausschussmitglieder sammelten aus der ganzen Welt Daten zu Ernährung und Gesundheit und diskutierten die »Ursachen für die Zunahme der Krankheiten« mit den führenden Fachleuten aus Medizin und Ernährungswissenschaft. Die Ergebnisse dieser Untersuchungen wurden in dem 5000-seitigen McGovern-Report zusammengefasst.

Die Veröffentlichung dieses Untersuchungsberichts zwang die Amerikaner zu einer gewichtigen Entscheidung, denn der Bericht war zu dem Schluss gekommen, dass viele Krankheiten durch falsche Ernährungsgewohnheiten verursacht wurden. Er wies auch nachdrücklich darauf hin, dass die Amerikaner unmöglich gesund werden könnten, wenn sich ihre Ernährungsgewohnheiten nicht änderten. Damals war in den USA eine Kost mit hohem Protein- und Fettanteil üblich. Proteine sind natürlich äußerst wertvoll, denn sie sind der Grundbaustein des Lebens. Aus diesem Grund hielt man eine an tierischem Eiweiß reiche Kost für günstig, nicht nur für Sportler oder heranwachsende Kinder, sondern auch für geschwächte und ältere Menschen. Damals wurde die auch in Japan verbreitete Meinung, dass »Fleisch die Quelle der Energie« sei, von amerikanischen Essgewohnheiten beeinflusst.

Der McGovern-Report widerlegte nicht nur jene populäre Auffassung, sondern er bezeichnete auch die japanische Ernährung der Genroku-Ära (1688 bis 1703) als ideal. Diese bestand aus Getreide als Grundnahrung, mit Beilagen wie Gemüse der Saison, Meeresgemüse (Algen) und kleinen Fischen in geringer Menge zur Eiweißversorgung. Aus diesem Grund begann japanische Kost wegen ihrer gesundheitlichen Wirkungen weltweit große Beachtung zu finden.

Die allgemeine Auffassung, »man bekäme keine Muskeln, wenn man kein Fleisch essen würde«, ist zweifellos falsch. Das beweist schon ein Blick auf die Natur. So würde man doch annehmen, dass Löwen als repräsentative Vertreter der Fleischfresser ungewöhnlich starke Muskeln hätten. In Wirklichkeit haben jedoch Pflanzenfresser wie Pferde und Hirsche eine weitaus besser entwickelte Muskulatur. Das beweist die Tatsache, dass Löwen und Tiger nicht in der Lage sind, ihre Beute über längere Zeit zu verfolgen. Stattdessen setzen sie sich blitzschnell mit einem Sprung in Bewegung und nutzen dabei ihre hohe Anfangsgeschwindigkeit, um ihre Beute zu schlagen, denn sie wissen, dass sie den Pflanzenfressern mit ihren besser entwickelten Muskeln in der Ausdauer unterlegen sind.

Es ist auch irrig zu behaupten, dass man nicht wachsen wird, wenn man kein Fleisch isst. Denn Pflanzenfresser wie

Elefanten und Giraffen sind um ein Mehrfaches größer als Löwen und Tiger. Aber es ist ebenfalls eine Tatsache, dass das Wachstum sich beschleunigt, wenn man viel tierisches Eiweiß aufnimmt. Das beschleunigte Wachstum von Kindern in jüngster Zeit mag mit einer erhöhten Proteinzufuhr zusammenhängen.

Allerdings steckt im Fleischkonsum auch eine gefährliche Falle. Denn sobald der Mensch ein gewisses Alter erreicht, verkehrt sich das »Wachstum« des Körpers in ein Phänomen, das als »Altern« bezeichnet wird. Mit anderen Worten, der Fleischverzehr kann zwar das Wachstum beschleunigen, aber das gilt dann auch für den Alterungsprozess. Fleischliebhaber sollten sich merken, dass Fleischverzehr der Gesundheit schadet und den Alterungsprozess beschleunigt.

Was Magen und Darm uns lehren

In Japan gelten die Gesichtszüge als Indikator für den Charakter der betreffenden Person, da sich ihre mentale und emotionale Verfassung im Gesicht spiegelt. Ebenso wie die Gesichtszüge eines Menschen je nach seinen Erfahrungen oder seinem Geisteszustand gut oder schlecht sein können, so haben auch Magen und Darm gute oder schlechte Merkmale. Und ebenso wie die Gesichtszüge uns etwas über die Persönlichkeit eines Menschen verraten können, so sagen uns die Merkmale seines Magen-Darm-Trakts etwas über seinen Gesundheitszustand.

Bei gesunden Menschen sind die Merkmale des Magen-Darm-Trakts sehr rein. Die Schleimhautmembran eines gesunden Magens ist gleichmäßig rosa, ohne Schwellungen und Unregelmäßigkeiten auf der Oberfläche, und die darunter liegenden Blutgefäße sind nicht sichtbar. Da eine gesunde Schleimhaut außerdem transparent ist, sieht sie im Licht des Endoskops glänzend aus. Der Darm einer gesunden Person ist ebenfalls rosa und äußerst weich und hat große, gleichförmige Falten.

Als Kinder haben wir alle einen reinen Magen-Darm-Trakt, aber dieser ändert sich im Lauf des Lebens in Abhängigkeit von unseren täglichen Ernährungs- und Lebensgewohnheiten. Der Magen eines ungesunden Menschen ist fleckig und in manchen Bereichen gerötet und geschwollen. Wenn sich im Magen die unter Japanern weitverbreitete atrophische Gastritis entwickelt, wird die Beschichtung der Magenwand immer dünner, bis unter der Magenschleimhaut Blutgefäße sichtbar werden. Außerdem versuchen in diesem Zustand die Oberflächenzellen die Atrophie zu kompensieren, indem sie sich in manchen Bereichen vermehren, und dadurch bilden sich Unebenheiten an der Magenwand. An diesem Punkt ist man nur noch einen Schritt von Magenkrebs entfernt. Wenn die Muskeln in der Darmwand eines ungesunden Darms dick und fest werden, bilden sich ungleichmäßige Falten, die wiederum in bestimmten Darmbereichen in einer Art und Weise Konstriktionen verursachen, als wären Gummibänder um den Darm gespannt.

Wenn ich Menschen mit latenten Krankheiten, bei denen sich noch keine Schmerzen oder physischen Beschwerden zeigen, dazu auffordern würde, ihren Fleischkonsum zu reduzieren, würden wahrscheinlich nur sehr wenige auf meinen Rat hören. Das mag daran liegen, dass sie nicht auf Fleisch verzichten wollen, aber der wahre Grund für ihre ablehnende Haltung hängt wohl eher damit zusammen, dass sie die tiefer liegenden Probleme nicht erkennen können. Wenn sich jedoch negative körperliche Veränderungen zu zeigen beginnen, nehmen die Leute meine Ratschläge ernst. Wenn sie zum Beispiel bemerken, dass ihre Haare ausfallen oder sie Falten im Gesicht bekommen, werden sie nervös und sparen weder Zeit noch Geld, um etwas dagegen zu tun. Bei Veränderungen im Magen-Darm-Trakt, die man nicht sehen kann, verhalten sich die Leute passiver, weil sie sich denken: »Solange es nicht wehtut, ist alles in Ordnung.« Gewöhnlich tun sie dann nichts weiter. Wenn sie aber später krank werden, bedauern viele, dass sie nichts zur Vorbeugung unternommen haben.

Im Allgemeinen richte ich mein Augenmerk mehr auf die Veränderungen im Inneren des Körpers als auf die an der Oberfläche, denn ich weiß, dass diese inneren Veränderungen direkte Auswirkungen auf den allgemeinen Gesundheitszustand haben. Die Patienten, die meiner Ernährungs- und Gesundheitsmethode ernsthaft folgen, sind sich in der Regel darüber im Klaren, dass ihr Leben davon abhängen kann. Für diejenigen, die früher an Krebs litten, ist eine Gesundheitsmethode mit einer »Rückfallquote von null Prozent« wichtiger als alles andere. Aber ich möchte gern die »Rückfallquote von null Prozent« ersetzen durch eine »Krankheitsquote von null Prozent«, indem ich Menschen mit latenten Krankheiten dazu ermutige, meiner Methode zu folgen.

Jeder sollte deshalb genau verstehen, zu welchen Veränderungen es in seinem Darm kommt, wenn er weiter Fleisch isst. Der Hauptgrund, warum Fleischverzehr die Merkmale des Magen-Darm-Trakts schädigt, besteht darin, dass Fleisch keine Faserstoffe, dafür aber einen hohen Anteil von Fett und Cholesterin enthält. Außerdem führt der Fleischverzehr dazu, dass die Wände des Dickdarms allmählich dicker und fester werden, weil der Mangel an Faserstoffen im Dickdarm zu einer erheblichen Abnahme der Stuhlmenge führt. Deshalb muss der Dickdarm über das normale Maß hinaus arbeiten, um die verringerte Stuhlmenge mit Hilfe der Peristaltik auszuscheiden. Diese übermäßige peristaltische Bewegung lässt die Muskeln der Darmwand stärker und größer werden, und das macht den Darm fester und kürzer.

Wenn die Darmwand dicker wird, wird das Lumen, das heißt der Darmhohlraum, enger. Und während der Innendruck im festeren und verengten Dickdarm steigt, wird gleichzeitig die ihn umgebende Fettschicht dicker, wenn zusätzlich zu tierischem Eiweiß große Mengen von Fett aufgenommen werden, und dadurch erhöht sich der Druck auf die Darmwand. Wenn dieser Druck im Dickdarm dann ein bestimmtes Maß übersteigt, wird die Darmschleimhaut von innen nach außen gedrückt und bildet sogenannte Divertikel, beutelähnliche Ausstülpungen des Dickdarms. Dieses Krankheitsbild wird als Divertikulose bezeichnet.

Unter diesen Bedingungen wird es für den Dickdarm noch

schwieriger, die sowieso schon zu geringe Stuhlmenge weiter zu transportieren. Das führt dazu, dass sich im Dickdarm stagnierender (impaktierter) Stuhl ansammelt, der über lange Zeit im Darm verweilt. Der stagnierende Stuhl scheint geradezu an der Darmwand zu haften und dringt in die beutelähnlichen Hohlräume (Divertikel) ein. Dadurch wird die Ausscheidung noch mehr erschwert.

In stagnierendem Stuhl, der sich in den Divertikeln oder zwischen den Darmfalten sammelt, entstehen Giftstoffe, die in den betreffenden Bereichen Zellmutationen verursachen und zur Bildung von Darmpolypen führen, die weiterwachsen und schließlich kanzerös werden können.

Die Degeneration des Magen-Darm-Traktes resultiert nicht nur in Dickdarmbeschwerden wie Divertikulose, Dickdarmpolypen oder Dickdarmkrebs. Viele Menschen mit schlechten Merkmalen des Magen-Darm-Trakts erkranken an Fibromen, Bluthochdruck, Arteriosklerose, Herzbeschwerden, Fettleibigkeit, Brustkrebs, Prostatakrebs und Diabetes. Deshalb kann man behaupten, dass der Organismus allmählich von innen heraus geschwächt wird, wenn die Merkmale des Magen-Darm-Trakts schlecht sind.

Der Darm als Spiegel der Ernährung

Als ich 1963 zum ersten Mal nach New York kam, um als Assistenzarzt in der Chirurgie zu arbeiten, waren Bariumeinläufe die übliche Methode zur Dickdarmuntersuchung, ein Verfahren, bei dem der Dickdarm mit Barium gefüllt und anschließend geröntgt wurde. Obwohl man mit dieser Methode feststellen konnte, ob größere Darmpolypen vorhanden waren, ließen sich damit die feineren Details oder der innere Zustand des Darms nicht erkennen. Außerdem war eine Laparotomie, ein operatives Öffnen der Bauchdecke, notwendig, um einmal entdeckte Polypen zu entfernen. Ein chirurgischer Eingriff dieser Art bedeutete für den Patienten eine große physische und psychische Belastung. Mit jener Diagnosemethode ließ sich auch nicht feststellen, ob der Polyp gutartig oder bösartig war, solange der Chirurg bei der Operation nicht tatsächlich in den Darm schauen konnte.

Damals gab es schon eine Art von Endoskop, das sogenannte Proktoskop (Rektoskop). Dabei handelte es sich um ein gerades Metallrohr, mit dem man, auch wenn man sich noch so sehr bemühte, nur zwanzig Zentimeter weit vom After aus in den Dickdarm schauen konnte. Deshalb erwarb ich 1967 ein Glasfaser-Ösophagoskop (ein Gerät zur Untersuchung der Speiseröhre) aus Japan und entwickelte eine Technik, um dieses Gerät zur Untersuchung des Dickdarms einzusetzen. Das war mein erstes Koloskop. Als man später ein 185 Zentimeter langes Endoskop speziell zur Dickdarmuntersuchung entwickelt hatte, erwarb ich es sofort, um es bei meinen Patienten einzusetzen.

Als ich damit zum ersten Mal den Dickdarm eines Amerikaners untersuchte, war ich verblüfft, wie schlecht sein Zustand war. Mit einer Kost, bei der regelmäßig Fleisch verzehrt wurde, waren die Dickdärme von Amerikanern deutlich härter und kürzer als die von Japanern. Nicht nur war das Lumen enger, sondern ich entdeckte außerdem in bestimmten Bereichen ringförmige Schwellungen, die so aussahen, als wäre der Darm an diesen Stellen mit Gummiband abgeschnürt. In zahlreichen Fällen entdeckte ich Divertikel, und es gab häufig Ansammlungen von stagnierendem Stuhl.

Viele Amerikaner litten unter Dickdarmbeschwerden, und damals hatte angeblich jeder Zehnte Darmpolypen. Tatsächlich machten in der chirurgischen Abteilung, in der ich arbeitete, Operationen zur Entfernung von Darmpolypen etwa ein Drittel aller chirurgischen Eingriffe aus. Es wurden täglich routinemäßig viele Laparatomien durchgeführt, und sei es auch nur, um kleinere Polypen von 1 bis 2 cm Größe zu entfernen. So begann ich darüber nachzudenken, ob es nicht einen sanfteren Weg geben könnte, Polypen zu entfernen, ohne die Patienten übermäßig zu belasten.

In der Zwischenzeit hatte man in Japan ein Glasfaserkabel entwickelt, an dessen Spitze die Linse einer Kamera eingebaut war, das sogenannte »Gastrokamera-Fibroskop«, das dann auch praktisch eingesetzt wurde. Im Juni 1968 richtete ich eine folgenreiche Anfrage an einen japanischen Fibroskop-Hersteller: Ich bat die Firma, eine Art Drahtschlinge zu entwickeln, die sich in ein Koloskop einsetzen und dazu verwenden ließe, Polypen wegzubrennen, ohne die Bauchhöhle öffnen zu müssen. Diese technische Neuerung wurde anschließend auch zur Entfernung von Polypen in Magen, Speiseröhre und Dünndarm benutzt. Nachdem meine Fälle von Polypektomie 1970 bei der Konferenz der New York

Surgical Society und 1971 bei der American Gastrointestinal Endoscopy Conference veröffentlicht worden waren, etablierte sich eine neuer Fachbereich der Chirurgie, die chirurgische Endoskopie.

Seither sind über 35 Jahre vergangen. Da ich in diesen Jahren sowohl in den USA als auch in Japan tätig war, konnte ich die Veränderungen bei den Merkmalen des Magen-Darm-Trakts der Menschen in beiden Ländern beobachten. Als in den 1960er Jahren in Japan das Wirtschaftswachstum einsetzte, entwickelte sich das Land so rasch, dass es Amerika in vielen Bereichen einholte und überholte. Seit Anfang der 1960er Jahre wurde Milch in die normalen Schulmahlzeiten aufgenommen, und man begann auch in Japan regelmäßig Milchprodukte wie Käse und Joghurt zu essen. Gleichzeitig ging man dazu über, Gemüse und Fisch, die Hauptbestandteile der japanischen Kost, in größerem Umfang durch tierisches Eiweiß zu ersetzen. Dadurch wurde die traditionelle japanische Kost nach und nach von einer Ernährungsweise abgelöst, bei der Hamburger, Steaks und Grillhähnchen bevorzugt wurden. Dieser Trend hat sich bis heute fortgesetzt. In Amerika dagegen ließ sich eine gegensätzliche Entwicklung beobachten: Nach der Veröffentlichung des McGovern-Report im Jahr 1977 begannen sich viele Menschen um die Verbesserung ihrer Ernährungsgewohnheiten zu bemühen.

Die einst so reinen Merkmale des Magen-Darm-Trakts der Japaner, die sich aufgrund des Wandels der Ernährungsweise stetig verschlechterten, sind inzwischen den Merkmalen des Magen-Darm-Trakts der Fleisch konsumierenden Amerikaner sehr ähnlich geworden. Andererseits konnten viele Amerikaner, die sich ernsthaft Gedanken über ihre Gesundheit machten und auf die bisher übliche fett- und eiweißreiche Kost verzichteten, die Merkmale des Magen-Darm-Trakts deutlich verbessern. Aus diesem Grund nimmt die Häufigkeit von Darmpolypen und Darmkrebs in Amerika seit 1990 ab. Das ist gleichzeitig ein Beleg dafür, dass wir Merkmale unseres Magen-Darm-Trakts verbessern können, wenn wir unsere Essgewohnheiten verändern.

Höhere Häufigkeit von Magenkrebs in Japan

Während die Darmmerkmale von Amerikanern schlechter als die von Japanern sind, weil in den USA aus historischen und kulturellen Gründen Fleisch im Mittelpunkt der Ernährung steht, sind die Magenmerkmale vieler Japaner wiederum weitaus schlechter als die von Amerikanern. Ich habe die Mägen sowohl von Amerikanern als auch von Japanern untersucht, und aus meiner klinischen Erfahrung kann ich sagen, dass Japaner mit fast zwanzigmal höherer Wahrscheinlichkeit atrophische Gastritis bekommen. Und weil atrophische Gastritis außerdem das Risiko von Magenkrebs erhöht, ist die Magenkrebshäufigkeit in Japan zehnmal höher als in den USA.

Zurzeit ist Übergewicht ein großes Problem in Amerika wie auch in Japan, obwohl es in Japan nicht so viele übergewichtige Menschen gibt wie in den USA. Tatsächlich können

Japaner aus bestimmten physiologischen Gründen nicht so dick werden. Das kann man sogar beim Sumō, dem japanischen Ringkampf, beobachten, wo es für die Ringer sozusagen Pflicht ist, Gewicht zuzulegen. Aber unter den professionellen japanischen Sumō-Ringern gibt es keinen mit so einem gewaltigen Körper wie Konishiki, einen amerikanischen Sumō-Ringer hawaiianischer Herkunft, der zeitweise fast 300 Kilo auf die Waage brachte und bis zum *Ōzeki*, dem zweithöchsten Rang in diesem Sport, aufstieg.

Japaner können nicht so fett werden, denn bevor sie eine gewisse Gewichtsgrenze überschreiten, bekommen sie Magenprobleme, die sie am Weiteressen hindern. Mit anderen Worten, Amerikaner können deshalb so viel mehr Gewicht zulegen, weil ihr Verdauungssystem wesentlich stärker ist.

Als ich Mägen mit dem Endoskop untersuchte, konnte ich bei der Reaktion auf bestimmte Symptome erhebliche Unterschiede zwischen Amerikanern und Japanern beobachten. Diese Beobachtungen fand ich sehr interessant. Wenn ich Japaner untersuche, klagen sie im Allgemeinen sehr über Magenschmerzen, Unwohlsein und Sodbrennen, auch wenn ihr Zustand noch nicht besonders ernst ist. Dagegen leiden Amerikaner weniger unter Sodbrennen oder anderen Beschwerden, selbst wenn die Schleimhaut in Magen und Speiseröhre schon stark entzündet ist.

Ein Grund für diese unterschiedlichen Reaktionen ist der Anteil von Vitamin A in der amerikanischen Nahrung. Vitamin A hat die Aufgabe, nicht nur die Magenschleimhaut, sondern alle Schleimhautschichten im Körper (wie zum Beispiel auch in den Augen und im Rachen) zu schützen. Öle weisen einen hohen Anteil von Vitamin A auf. Generell kann man sagen, dass die Ernährung in Japan zwar in zunehmendem Maße verwestlicht wurde, aber in Japan doch wesentlich weniger Lebensmittel wie Öl, Butter und Eier verzehrt werden als in Amerika. Auch wenn sich diese Lebensmittel nicht günstig auf die Gesundheit des gesamten Organismus auswirken, so sind sie doch äußerst förderlich für den Schutz der Schleimhaut.

Eine andere mögliche Erklärung für die Tatsache, dass Amerikaner ein stärkeres Verdauungssystem haben, ist die Menge an Verdauungsenzymen im Organismus. Diese Enzyme haben die Aufgabe, die Nahrung aufzuspalten und für die Resorption der Nährstoffe zu sorgen. Die Stoffwechselvorgänge von Verdauung und Resorption laufen in vielen einzelnen Schritten ab, wobei in jeder Phase verschiedene Verdauungsenzyme ausgeschüttet werden, angefangen vom Speichel im Mund bis zu den verschiedenen Sekreten in Magen, Zwölffingerdarm, Bauchspeicheldrüse und Dünndarm. Wenn dabei jedes der beteiligten Organe genügend Verdauungsenzyme absondert, werden Verdauung und Resorption reibungslos ablaufen. Wenn dagegen die Menge an Verdauungsenzymen nicht ausreicht, führt das zu Verdauungsstörungen und einer größeren Belastung der anderen Organe.

Der Grund, warum viele Japaner ziemlich rasch Symptome wie Magenschmerzen oder Unwohlsein verspüren, obwohl der Zustand ihres Magens noch gar nicht so schlecht sein mag, besteht darin, dass sie von Natur aus weniger Verdauungsenzyme haben als die Amerikaner. Ferner neigen

Japaner anders als Amerikaner dazu, sofort zu Medikamenten zu greifen, wenn sich ihre Magenbeschwerden verschlimmern. Amerikaner nehmen eher Verdauungsenzyme als Nahrungsergänzung, Präparate, die in Japan nicht frei im Handel erhältlich sind, sondern nur auf Rezept. In den USA gehören Verdauungsenzyme dagegen zu den weitverbreiteten Ergänzungsmitteln und sind überall im Handel zu bekommen.

Tatsächlich beschleunigt das Einnehmen von Medikamenten zur Unterdrückung der Magensäureabsonderung sogar die Degeneration der Magenbeschichtung. In jüngster Zeit wird in Japan für höchst populäre Magenmedikamente wie die Kombination von »H_2-Blockern« und »Protonenpumpen-Inhibitoren« geworben, da sie angeblich höchst effektiv bei der Unterdrückung der Magensäureabsonderung wirken. Wenn man jedoch die Magensäure durch Medikamente unterdrückt, bildet sich die Magenschleimhaut zurück. Wie ich bereits früher erklärt habe, schreitet dann die Atrophie der Magenschleimhaut voran, was im schlimmsten Fall zur Entstehung von Krebs führt.

Deshalb empfehle ich allen, die unter Magenschmerzen oder Völlegefühl leiden, ihrem Arzt ihre physischen Symptome genau zu schildern und ihn dann zu bitten, ihnen geeignete Enzympräparate zu verschreiben. Statt einfach zu frei verkäuflichen Antiazida zu greifen, sollten Sie lieber mit Verstand Enzympräparate benutzen, denn dadurch können sich Ihre Magenbeschwerden deutlich bessern.

Je mehr Magenmittel,
desto schlechter für den Magen

Im Körper gibt es zwei Stellen, an denen ein extrem saures Milieu als Schutzmaßnahme dient: Die eine ist der Magen, die andere die Vagina. An diesen beiden Stellen liegt der pH-Wert zwischen 1,5 und 3. Die starken Säuren haben vor allem die Aufgabe, Bakterien zu vernichten. Wenn beim Baden oder Sex Bakterien in die Vagina eindringen, produzieren die Laktobakterien dort starke Säuren, um unerwünschte Eindringlinge zu vernichten.

Bakterien kommen mit der Nahrung auch in den Magen. Schätzungsweise gelangen mit jeder Mahlzeit 300 bis 400 Milliarden Bakterien in den Magen, um dort von der starken Säure im Magensaft abgetötet zu werden.

An diesen beiden Stellen ist es also notwendig, starke Säuren zur Vernichtung von Bakterien zu produzieren. Was geschieht aber, wenn die zum Schutz des Körpers lebensnotwendige Magensäure durch Medikamente unterdrückt wird? Wenn Bakterien mit starker toxischer Wirkung den Magen umgehen, können sie Durchfall und verschiedene Krankheiten verursachen.

Wenn die Sekretion der Magensäure unterdrückt wird, wird auch die Sekretion von Pepsin und Salzsäure zur Aktivierung der Verdauungsenzyme gehemmt, und das verursacht Verdauungsbeschwerden. Außerdem erschwert der Mangel an Magensäure die Aufnahme von Eisen und anderen Mineralstoffen wie Kalzium und Magnesium. Deshalb leiden Personen, bei denen der Magen wegen Geschwüren oder Krebs entfernt wurde, stets an Anämie, denn ohne Magen können sie keine Magensäure mehr bilden und kein Eisen mehr aufnehmen.

Da die Unterdrückung von Magensäure außerdem das bakterielle Gleichgewicht im Darm zerstört, führt das zu einer Schwächung des Immunsystems. Schätzungsweise leben im menschlichen Darm 300 Arten von Mikroben und insgesamt 100 Billionen (100 × 1012) Bakterien, darunter sogenannte »gute Mikroben« wie Lactobacillus bifidus und »schlechte Mikroben« wie Sporangien/Welsh bacteria. Die Mehrzahl der Darmbakterien ist aber »neutral«, also weder gut noch schlecht. Zu den besonderen Eigenschaften dieser neutralen Mikroben gehört es, dass sie zu guten Bakterien werden, wenn die guten Bakterien im Darm dominieren, während sie im umgekehrten Fall zu schlechten Bakterien mutieren. Auf diese Weise bestimmt das Gleichgewicht zwischen guten und schlechten Mikroorganismen die Gesamtgesundheit im Darmmilieu.

Da bei unzureichender Sekretion von Magensäure die Verdauungsenzyme nicht aktiviert werden können, kann unverdaute Nahrung direkt in den Dünndarm gelangen. Nahrung, die eigentlich verdaut und im Dünndarm hätte aufgenommen werden sollen, wird jedoch im Dickdarm nicht weiter verdaut. Die Temperatur im Innern des Dickdarms beträgt fast 37 °C, was hochsommerlichen Temperaturen entspricht. Wenn Nahrungsreste in einem solchen Milieu verweilen, ist es ganz natürlich, dass es zu Zersetzungsvorgängen und anomaler Fermentation kommt. Das führt dazu, dass die Zahl der schlechten Bakterien im Dickdarm ungewöhnlich stark zunimmt und das Immunsystem geschwächt wird.

Deshalb möchte ich zusammenfassend noch einmal betonen, dass der Schaden für Ihren Körper umso größer ist, je mehr Antiazida Sie einnehmen. Was kann man in dieser Situation tun? Die Antwort ist einfach. Selbstverständlich möchten Sie Sodbrennen und Völlegefühl verhindern, die Sie dazu veranlassen, zu Antiazida zu greifen. Wenn Sie die Ursachen von Sodbrennen und Völlegefühl verstehen, lassen sie sich jedoch mit ein paar einfachen Vorsichtsmaßnahmen vermeiden.

Zu Sodbrennen kommt es, wenn Magensäure in die Speiseröhre aufsteigt. Die Speiseröhre reagiert empfindlich auf Säure, weil dort normalerweise ein alkalisches Milieu herrscht. Wenn also Magensäure in die Speiseröhre gelangt, schlucken wir unbewusst unseren alkalischen Speichel hinunter, um die aufgestiegene Magensäure hinunterzuspülen. Wenn jedoch durch übermäßige Nahrungszufuhr oder Verdauungsstörungen vermehrt Magensäure gebildet wird und es deshalb schwierig ist, so viel Säure mit Speichel hinunterzuspülen, entstehen in der Speiseröhre kratzerähnliche Wundstellen, die sogenannten Erosionen. Wenn nun in diesem Zustand Magensäure in die Speiseröhre gelangt, verursacht das ein Gefühl, als ob man Alkohol in eine Wunde riebe, mit Symptomen von Schmerz oder Unbehagen, die gewöhnlich als Sodbrennen bezeichnet werden. Die Erleichterung, die die Einnahme von Antiazida verschafft, kommt durch die Unterdrückung weiterer Magensäureabsonderung zustande.

Um Sodbrennen zu vermeiden, müssen Sie eigentlich nichts weiter tun, als den Mageninhalt am Aufsteigen in die Speiseröhre zu hindern. Dazu ist es notwendig, dass Sie erst einmal aufhören, im Übermaß zu essen und zu trinken und den Konsum von Genussmitteln wie Zigaretten, Alkohol und Kaffee einschränken. Ferner sollten Sie darauf achten, das Abendessen vier bis fünf Stunden vor dem Schlafengehen zu beenden, damit Ihr Magen beim Zubettgehen leer ist. Auf der Magenschleimhaut befinden sich winzige Erhebungen (Zotten), die sogenannten »Villi«, aus denen die Magensäure abgesondert wird. Wenn man jedoch Antiazida zur Unterdrückung der Magensäure einnimmt, werden diese Zotten immer kürzer und reduzieren ihre Funktion. Das bezeichnet man als Schleimhautatrophie. Wenn diese Atrophie voranschreitet, wird die Magenschleimhaut dünner, entzündet sich, und es kommt zu atrophischer Gastritis. Mägen mit atrophischer Gastritis werden zu einer Brutstätte für Heliobacter pylori und andere schädliche Bakterienarten. Da sich dadurch die Magenentzündung immer mehr verschlimmert, kann es letzten Endes zu Magenkrebs führen.

Etwa 90 Prozent der unter Magenkrebs leidenden Japaner sind mit Heliobacter pylori infiziert. Heliobacter-pylori-Bakterien können sich sowohl im Innern der Schleimhautzellen verbergen oder auch im Inneren des Schleims, der die Magenschleimhaut vor Magensäure schützen soll. Da die Infektion mit Heliobacter pylori oral erfolgt, nimmt die Infektionsrate mit dem Alter zu. Schätzungsweise beträgt die Infektionsrate mit Heliobacter pylori bei Japanern über fünfzig 60 bis 70 Prozent. Eine Infektion mit Heliobacter pylori führt nicht zwangsläufig zu Magenkrebs, aber um die unkontrollierte Vermehrung von Heliobacter pylori zu verhindern, rate ich Ihnen, auf Magenmedikamente einschließlich Antiazida weitgehend zu verzichten.

Alle Medikamente sind Gift

Japaner sind zu leichtfertig im Umgang mit Medikamenten. Wir sollten uns in diesem Zusammenhang daran erinnern, dass alle Medikamente grundsätzlich Gift für den Körper sind. Manche Leute, die allopathische Medikamente ablehnen, glauben, dass Kräutermedizin keine Nebenwirkungen hat und unschädlich für den Organismus ist, aber das ist ein Irrtum. Denn unabhängig davon, ob es sich um chemische Produkte oder pflanzliche Präparate handelt, ändert das nichts an der Tatsache, dass Medikamente generell toxisch sind.

Da ich das letzte Mal im Alter von 19 Jahren krank war, als ich Grippe hatte, habe ich in meinem Leben kaum Medizin genommen. Da ich außerdem weder Alkohol trinke noch rauche und ausschließlich hochwertige Nahrung, die keine Agrarchemikalien oder Zusatzstoffe enthält, zu mir nehme, reagiere ich selbst auf eine kleine Dosis Medizin äußerst empfindlich. Wenn ich zum Beispiel Miso-Suppe esse, die chemische Würzmittel enthält, geht mein Puls um zwanzig Schläge nach oben, und ich spüre deutlich, wie mein Gesicht rot anläuft. Und wenn ich auch nur eine Tasse Kaffee trinke, steigt mein Blutdruck um 10 bis 20 Punkte.

Heutzutage werden Menschen wie ich, die schon auf kleine Dosen von Medizin reagieren, als »überempfindlich gegen Medikamente« beschrieben, aber meiner Meinung nach ist diese Bezeichnung völlig unzutreffend, denn im natürlichen Zustand reagiert ein gesunder Organismus so und nicht anders. Doch da die meisten Leute regelmäßig Alkohol, Tabak, Kaffee und Tee konsumieren und Nahrungsmittel zu sich nehmen, die Lebensmittelzusatzstoffe und chemische Aromastoffe enthalten, entwickelt ihr Körper eine gewisse Resistenz gegen Schadstoffe und reagiert weniger sensibel auf toxische Reize.

In meiner Praxis muss ich meinen Patienten im Notfall manchmal auch Medikamente verschreiben. Wenn Ärzte Medikamente verordnen, sind sie aber dafür verantwortlich, zumindest solche Mittel auszuwählen, die den Körper nur minimal belasten. Bevor ich einem Patienten irgendein neues Medikament verschreibe, teste ich es deshalb immer an meinem eigenen Körper, der sehr empfindlich auf Arzneimittel reagiert. Dazu nehme ich ein Achtel oder ein Viertel der vorgeschriebenen Dosis und beobachte die Reaktion meines Körpers. Auf diese Weise überprüfe ich die Unbedenklichkeit eines Medikaments.

Natürlich werden die Nebenwirkungen eines bestimmten Medikaments auf den Beipackzetteln ganz genau erklärt, aber solange ich es nicht selbst nehme, kann ich seine Wirkungen nicht genau abschätzen. Tatsächlich haben nämlich viele Arten von Medikation Wirkungen, die in den gedruckten Erklärungen nicht detailliert beschrieben sind. Ich möchte meinen Patienten sowohl meine eigenen Erfahrungen als auch die allgemein bekannten Nebenwirkungen er-klären können, und erst wenn sie alles verstanden haben, verschreibe ich ihnen ein Medikament.

In den letzten Jahren habe ich allerdings aufgehört, Medi-kamente am eigenen Leib zu testen. Der Grund dafür sind meine Testerfahrungen mit einem bestimmten Medikament, das bei mir einen Zustand auslöste, in dem ich dem Tod nahe zu sein glaubte. Bei diesem Medikament handelte es sich um Viagra. Zuerst versuchte ich eine 50-mg-Tablette, die kleins-te verfügbare Dosis, in vier Teile zu teilen. Doch da Viagra-Tabletten sehr hart sind, gelang mir das trotz aller Mühe nicht. Also schabte ich etwas Pulver von der Tablette ab, nahm es auf die Fingerspitze und leckte es ab. Obwohl die von mir eingenommene Menge nicht einmal ein Siebtel der normalen Dosis betrug, hatte ich anschließend furchtbar unter den Wirkungen zu leiden, und wenn ich heute daran denke, bin ich wirklich froh, nicht mehr eingenommen zu haben.

Die Wirkungen begannen sich bereits nach zehn Minuten zu zeigen. Die erste Reaktion, die ich verspürte, war eine Verstopfung der Nase. Gerade als ich dann meinte, ich hätte Probleme beim Atmen, hatte ich das Gefühl, mein Gesicht würde anschwellen. Die Probleme beim Atmen verschlim-merten sich immer mehr bis zu dem Punkt, wo ich dachte, ich müsste jetzt ersticken und sterben. Um die Wahrheit zu sagen, eine Erektion wäre in dieser Situation das Letzte gewesen, was mir in den Sinn gekommen wäre. In diesen Momenten litt ich unter solchen Qualen und Ängsten, dass ich sogar im Geist darum betete, nicht auf der Stelle sterben zu müssen.

Diese Erfahrung zeigte mir, dass ein Medikament umso giftiger ist, je schneller sich seine Wirkung zeigt. Wenn Sie ein Medikament auswählen, sollten Sie nicht vergessen, dass ein hochwirksames Mittel, das unmittelbare Erleichterung verschafft, für Ihren Organismus sehr viel schädlicher sein kann als andere weniger wirksame Medikamente.

Auch bei gastrointestinaler Medikation gibt es viele unerwartete Nebenwirkungen. Wenn ein Mann zum Beispiel regelmäßig Antiazida (wie H_2-Blocker) einnimmt, besteht für ihn das Risiko, impotent zu werden. Selbst wenn es nicht so weit kommen sollte, zeigen klinische Daten, dass die Spermienzahl stark abnimmt. Deshalb kann ich ohne Übertreibung behaupten, dass die Probleme, die in den letzten Jahren bei der Fruchtbarkeit von Männern beobachtet werden, auch auf die Einnahme der verschiedenen frei erhältlichen Antiazida zurückzuführen sind. Viele Menschen sind wahrscheinlich daran gewöhnt, eine ganze Menge an Medikamenten einzunehmen, ohne genauer zu wissen, was sie da schlucken und welche Wirkungen und Nebenwirkungen damit verbunden sind. Da aber jede Art von Medikation den Organismus in irgendeiner Weise belastet, ist es wichtig, die damit verbundenen Risiken zu kennen.

Die Wahrheit des eigenen Körpers

Die Untersuchung der inneren Organe meiner Patienten hat mir gezeigt, dass ihre guten oder schlechten Merkmale nicht nur die Gesundheit des betreffenden Organs widerspiegeln, sondern den Gesundheitszustand und die Lebensweise eines Menschen in ihrer Gesamtheit. Manchmal bin ich sogar in der Lage, die Lebenserwartung einer Person abzuschätzen, indem ich mir einfach diese Züge/Merkmale anschaue.

Bei allen Menschen, die unter irgendwelchen Beschwerden leiden, finden sich bestimmte Anzeichen in den Merkmalen des Magen-Darm-Trakts. So zeigen sich zum Beispiel bei Brustkrebspatientinnen schlechte Darmmerkmale wie Divertikulose und stagnierender Stuhl. Im Allgemeinen herrscht die Meinung vor, dass es zwischen Brustkrebs und Darmkrebs keinerlei Beziehung gibt, aber in Wirklichkeit stehen sie in engem Zusammenhang.

Die Forschung bemüht sich mit allen Mitteln darum, die Ursache von Krebs herauszufinden, doch tatsächlich wird Krebs nicht von einem einzigen Faktor verursacht. Dies gilt genauso für alle anderen Krankheiten. Denn die verschiedenen Faktoren unserer Lebensumwelt, wie Nahrung, Wasser, Genussmittel, Medizin, Bewegung, Stress, Wohn- und Arbeitsverhältnisse, beeinflussen alle unseren Körper in komplexer Weise und können zur Entstehung von Krankheiten beitragen. Aber aufgrund der Fortschritte in einzelnen Forschungsbereichen verstärkt sich in jüngster Zeit die Tendenz, die Aufmerksamkeit ausschließlich auf diejenigen Körperbereiche zu richten, in denen sich eine Krankheit entwickelt. Aus diesem Grund pflegen viele Ärzte den Patienten, die unter Sodbrennen leiden, zu empfehlen, ein Medikament zur Unterdrückung der Sekretion von Magensäure zu nehmen, da sie der Ansicht sind, der Grund des Sodbrennens sei eine »Übersäuerung des Magens«. Es stimmt, dass die Symptome des Sodbrennens verschwinden, wenn man die Sekretion von Magensäure unterdrückt. Aber wie ich bereits erklärt habe, wird diese Form von Therapie alle anderen Körperteile belasten und schädigen.

Meiner Ansicht nach ist die Vorstellung, dass diese Beschwerden eine Folge von Magenübersäuerung sind, falsch. Das Phänomen, *zu viel* Magensäure zu haben, gibt es nicht. Magensäure wird produziert, weil sie zur Bewahrung der Balance und der Gesamtgesundheit des Körpers notwendig ist. Wenn man die natürlichen Mechanismen des Organismus ignoriert, indem man Medikamente einnimmt, führt das zu einer Verkürzung der Lebensdauer.

Der menschliche Körper wird von einem empfindlichen und komplexen Gleichgewichtssystem, der Homöostase, reguliert. Dieses System funktioniert auch im Inneren von jeder einzelnen der ungefähr 60 Billiarden Zellen, aus denen unser Körper besteht. Wenn es Ihnen mit Ihrer Gesundheit ernst ist, sollten Sie über Ihren Körper Bescheid wissen. Alles beginnt auf zellulärer Ebene.

Unsere Zellen werden ständig durch neue ersetzt. In manchen Körperbereichen geschieht das innerhalb weniger Tage, während dieser Vorgang in anderen Bereichen bis zu mehrere Jahre dauern kann. Letzten Endes werden jedoch alle Zellen nach einer gewissen Zeitspanne ersetzt. Die neuen Zellen werden aus dem Wasser und der Nahrung gebildet, die wir täglich aufnehmen. So gesehen können wir sagen, dass die Qualität unserer Nahrung und unserer Getränke unsere Gesundheit bestimmt. Der Magen-Darm-

Trakt, der das von uns aufgenommene Essen und Wasser aufnimmt, ist daher das Fundament unseres Körpers. Wenn die Qualität unserer Nahrung und unseres Trinkwassers schlecht ist, hat darunter zuerst unser Magen-Darm-Trakt zu leiden. Später werden dann alle Substanzen resorbiert und durch die Blutgefäße zu den Körperzellen transportiert. Ganz gleich, wie gut oder schlecht diese Substanzen sind, können die Zellen ausschließlich dieses Material benutzen, um neue Zellen aufzubauen. Auf diese Weise hängen Lebensmittelqualität und die Gesundheit des gesamten Körpers zusammen.

Nachdem ich entdeckt hatte, dass die Merkmale des Magen-Darm-Trakts den Gesundheitszustand des ganzen Körpers widerspiegeln, bat ich meine Patienten, Fragebögen zu ihrer Ernährung und Lebensweise auszufüllen, um zu erfahren, was für ihren Körper gut und was schlecht ist, ohne von vorherrschenden Meinungen beeinflusst zu werden. Denn was im menschlichen Körper geschieht, unterscheidet sich von dem, was im Laborexperiment abläuft. Die einzige Methode, um die Wahrheit herauszufinden, besteht darin, den Körper direkt zu befragen.

Enzyme als Schlüssel zur Gesundheit

Als ich die Ergebnisse meines Fragebogens und meine klinischen Daten verglich, fand ich heraus, dass es vor allem *ein* Faktor ist, der bei der Bewahrung der menschlichen Gesundheit eine zentrale Rolle spielt: die Enzyme. *Enzym* ist ein genereller Terminus für hochmolekulare Proteine, die in der Zelle von Lebewesen gebildet werden und als Biokatalysatoren den Zellstoffwechsel steuern. Einfach gesagt handelt es sich um organische Verbindungen, die für alle Lebewesen essenziell sind.

Ob in der Pflanze oder im Tier, wo immer Leben ist, finden sich auch Enzyme. So sprießt zum Beispiel ein Keimling aus einem Samenkorn, weil Enzyme dabei aktiv sind. Enzyme wirken auch, wenn ein Keim sich zu einem Blatt entwickelt. Auch die Stoffwechselvorgänge in unserem Organismus werden durch Enzyme gesteuert. Verdauung und Resorption, die Ersetzung alter Zellen durch neue, die Aufspaltung von Toxinen und die Entgiftung sind alle das Ergebnis enzymatischer Vorgänge.

Es sollen über 5000 Enzyme im menschlichen Körper am Werk sein, aber nicht alle werden im Körper hergestellt. Es gibt zwei Hauptkategorien von Enzymen: solche, die im Körper produziert werden, und solche, die von außen über die Nahrung zugeführt werden. Von den im Körper produzierten Enzymen werden ungefähr 3000 von den Mikroorganismen im Darm hergestellt.

Allen Menschen mit guten Merkmalen des Magen-Darm-Trakts ist gemeinsam, dass sie eine Menge enzymhaltige Frischkost verzehren. Auf diese Weise nehmen sie nicht nur Enzyme von außen auf, sondern schaffen zugleich ein Darmmilieu, das für die aktive Enzymproduktion durch Darmbakterien günstig ist. Dagegen haben die Menschen mit schlechten Merkmalen des Gastrointestinaltrakts Lebensgewohnheiten, die den Verbrauch von Enzymen beschleunigen. Gewohnheitsmäßiger Konsum von Alkohol und Tabak, übermäßige Nahrungszufuhr, Zusatzstoffe in Nahrungsmitteln und Getränken, stressreiche Lebens- und Arbeitsumstände und Medikamentenverbrauch gehören zu den Faktoren, durch die große Mengen von Enzymen aufgebraucht werden. Weitere Ursachen für einen erhöhten Enzymverbrauch sind der Verzehr von Nahrung, die im Dickdarm Giftstoffe freisetzt, und die Einwirkung starker ultravioletter und elektromagnetischer Strahlung, die freie Radikale erzeugt, die dann ihrerseits durch Enzyme entgiftet werden müssen.

Das zeigt uns, wie notwendig eine Lebensweise ist, durch die unsere körpereigenen Enzyme eher vermehrt als aufgebraucht werden. Das ist das Grundprinzip der Shinya-Methode.

Gegenwärtig finden Enzyme als Schlüssel zu guter Gesundheit weltweit große Beachtung, aber trotz aller Fortschritte in der Enzymforschung gibt es noch viele offene Fragen auf diesem Gebiet. Zu den international führenden Enzymforschern gehört der amerikanische Professor Edward Howell. Er hat die These aufgestellt, dass die Gesamtmenge von Enzymen, die ein Lebewesen im Lauf seines Lebens herstellen kann, von vornherein festgelegt ist. Diese Gesamtmenge bezeichnet er als »Enzympotenzial«. Wenn dieses Enzympotenzial aufgebraucht ist, ist der Punkt erreicht, an dem das Leben zu Ende ist.

Obwohl wir weitere Forschungsergebnisse abwarten müssen, um zu wissen, ob diese These richtig ist, steht auf jeden

Fall fest, dass die Menge an vorhandenen Enzymen eine Kontrollwirkung auf das Leben des Organismus ausübt. Wenn der Körper über einen reichlichen Enzymvorrat verfügt, hat das positive Auswirkungen auf die Lebensenergie und das Immunsystem. Mit anderen Worten, der Gesundheitszustand Ihres Körpers wird dadurch bestimmt, wie gut es Ihnen gelingt, die Erschöpfung des Enzymvorrats zu verhindern und ein ausreichendes Enzymniveau zu bewahren.

Gegenwärtig sind nur lebende Organismen in der Lage, Enzyme zu produzieren. Wir können zwar enzymhaltige Nahrungsmittel wie zum Beispiel fermentierte Lebensmittel herstellen, es sind jedoch immer Mikroorganismen wie Bakterien dazu vonnöten. Das bedeutet, dass der Mensch Enzyme weder künstlich herstellen noch synthetisieren kann. Aber wir können ein Milieu schaffen, in dem Mikroorganismen diese Aufgabe übernehmen.

Deshalb wird bei der Shinya-Methode großer Wert auf gesunde Ernährung gelegt. Wie bereits erklärt, sorgt der Verzehr von enzymhaltiger Nahrung für ein Darmmilieu, das den Darmbakterien die Produktion von Enzymen ermöglicht. Wenn jedes Lebewesen nach Professor Howells Auffassung nur über ein vorbestimmtes Enzympotenzial verfügt, wird es für unser stressreiches Leben in einer verschmutzten Umwelt umso wichtiger, Enzyme, die von anderen Lebewesen produziert werden, aufzunehmen und effektiv zu nutzen.

Alles hängt vom Basisenzym ab

Insgesamt benötigt der menschliche Organismus über 5000 verschiedene Enzyme, um alle lebensnotwendigen Stoffwechselvorgänge durchzuführen. Diese Zahl ist deshalb so groß, weil jedes Enzym lediglich eine einzige Funktion erfüllt. So wird beispielsweise das Verdauungsenzym Amylase, das im Speichel enthalten ist, nur auf Stärke reagieren. Dagegen reagiert das Verdauungsenzym Pepsin, das im Magen vorkommt, ausschließlich auf Proteine. Wenn man über diese Tatsache nachdenkt, drängt sich eine Frage auf: Wie können wir sicher sein, die »richtige« Art von Enzym aufzunehmen – die Art, die unser Körper in einer bestimmten Situation braucht?

Tatsache ist, dass Enzyme nicht direkt vom menschlichen Organismus resorbiert und genutzt werden können, auch wenn man noch so viel enzymreiche Nahrung verzehrt. Es gibt Ausnahmen wie Enzyme im Rettich und in der Yamswurzel, die direkt in den Verdauungsorganen wie Mund oder Magen wirksam werden. Die meisten Nahrungsenzyme werden jedoch beim Verdauungsprozess aufgespalten und im Darm als Peptide oder Aminosäuren resorbiert.

Sie mögen sich fragen, warum Nahrungsenzyme so wichtig sind, obwohl wir sie nicht direkt resorbieren und nutzen können. Darum geht es aber nicht. Die von mir gesammelten klinischen Daten zeigen eindeutig, dass Personen, deren Kost reich an Nahrungsenzymen ist, auch über ein hohes Enzymniveau in ihrem Körper verfügen. Was geschieht also im Organismus mit diesen Nahrungsenzymen? An diesem

Punkt möchte ich Ihnen die Theorie erklären, die ich nach Auswertung meiner klinischen Daten selbst entwickelt habe. Dabei kam ich zu dem Schluss, dass es eine Art Enzymprototyp geben müsste, den ich als Basisenzym bezeichne. Zu diesem Schluss kam ich deshalb, weil ich beobachtet hatte, dass es in anderen Körperbereichen zu einem Enzymmangel zu kommen schien, wenn in einem bestimmten Bereich größere Mengen eines spezifischen Enzyms verbraucht werden. Ein Beispiel dafür ist der Konsum von Alkohol: Weil dabei eine große Menge von Enzymen zur Verstoffwechselung des Alkohols benötigt wird, kommt es in anderen Bereichen zu einem Mangel an den für Verdauung und Resorption benötigten Enzymen. Aus dieser Beobachtung zog ich den Schluss, dass die vielen tausend Arten von Enzymen, die im Körper wirken, alle aus einem Enzymprototyp gebildet werden müssten. Dieser Enzymprototyp wird zuerst hergestellt und in Reaktion auf ein bestimmtes Bedürfnis in ein spezifisches Enzym umgewandelt.

Enzyme sind an allen körperlichen Vorgängen beteiligt. Die Bewegung Ihrer Finger, Ihre Atmung und Ihr Herzschlag sind allesamt Aktivitäten, die durch das Wirken der Enzyme ermöglicht werden. Aber das System wäre sicher ineffizient, wenn jedes Enzym mit seiner spezifischen Funktion von Anfang an in seiner endgültigen Form produziert würde, unabhängig von den wechselnden Bedürfnissen des Organismus.

Wenn meine Theorie stimmt, dann würde das bedeuten, dass es bei einem hohen Enzymverbrauch in einem bestimmten Bereich schwierig wird, die Homöostase des Organismus aufrechtzuerhalten, Zellen zu reparieren und die Nerven-, Drüsen- und Immunsysteme zu unterstützen, da es in einem solchen Fall zu einem Enzymmangel in anderen Bereichen käme.

Außerdem spricht für die Existenz eines Basisenzyms, dass der Körper durch den gewohnheitsmäßigen Genuss von Alkohol, Tabak oder Drogen eine gewisse Resistenz oder Toleranz für diese Genussmittel entwickelt. Wenn Sie zum Beispiel Alkohol trinken, wird er in Magen und Darm absorbiert, sammelt sich in der Leber und wird dort mithilfe alkoholspezifischer Enzyme aufgespalten. Es bestehen erhebliche individuelle Unterschiede bei der Alkoholkapazität der Leber. Menschen mit einem schnellen Alkoholmetabolismus verfügen in der Leber über viele Enzyme, die den Alkohol aufspalten. Diese Menschen vertragen Alkohol auch in größeren Mengen. Dagegen haben Menschen, die Alkohol schlecht vertragen, nur wenige entsprechende Enzyme für den Alkoholstoffwechsel. Jedoch können sogar Leute, die nur wenig Alkohol vertragen, ihre Alkoholtoleranz so weit erhöhen, dass sie schließlich eine ganze Menge trinken können. Wenn die Leber registriert, dass eine größere Menge an Enzymen benötigt wird, stellt sich der Organismus darauf ein, dass die Enzymproduktion auf den Alkoholstoffwechsel konzentriert wird.

Auf diese Weise ändert sich der Enzymvorrat in einem bestimmten Körperbereich, wenn das notwendig werden sollte. Das wird ermöglicht durch die Existenz des Basisenzyms, das in jede Art von Enzym ungewandelt werden kann. Wenn enzymreiche Lebensmittel verzehrt werden, wird Basisenzym im Körper gebildet und gespeichert, um dann bei Bedarf verbraucht zu werden. Gegenwärtig ist das lediglich eine Hypothese, die aber durch die klinischen Daten aus den Untersuchungen des Magen-Darm-Trakts von über 300000 Patienten gestützt wird.

Warum Krebsmedikamente nicht heilen

Ich habe bereits erwähnt, dass Medikamente toxische Wirkungen auf den Körper haben. Am gefährlichsten ist dabei, dass Medikamente große Mengen des Basisenzyms verbrauchen. Von allen Medikamenten sind dabei die Krebsmittel am schädlichsten. In der derzeitigen Krebstherapie werden solche Mittel gewöhnlich nach einer Krebsoperation für kurze Zeit eingesetzt, um die Ausbreitung des Krebses zu verhindern, auch wenn sich noch keine Metastasen nachweisen lassen.

Da Krebsmedikamente für mich jedoch nichts anderes als ein tödliches Gift sind, wende ich sie höchstens in ganz extremen Situationen an. So würde ich solche Mittel auf keinen Fall einsetzen, wenn zum Beispiel Krebs in den Lymphknoten außerhalb des Dickdarms entdeckt wird. Meine Therapie besteht darin, die von Krebs befallenen Partien operativ zu entfernen. Sobald der sichtbare Krebs entfernt ist, beginne ich damit, das zu eliminieren, was ich für die Ursachen von Krebs halte. Natürlich veranlasse ich die Patienten zuerst, sich des Tabaks und des Alkohols zu enthalten und vier bis fünf Jahre lang vollständig auf den Konsum von

Fleisch, Milch und Milchprodukten zu verzichten. Zur Shinya-Methode gehört ferner, dass ich die Patienten dazu anrege, ihre mentale Haltung positiv zu beeinflussen und ihren Geist so zu schulen, dass er so viele glückliche Gedanken und Gefühle wie möglich evoziert. Auf diese Weise verfolgt mein Behandlungsplan das Ziel, das Wiederauftreten von Krebs zu verhindern, indem ich die Immunität durch verbesserte physische und psychische Gesundheit stärke.

Enzyme sind verantwortlich für die Reparatur und Regeneration der Zellen, den Zustand des Immunsystems und alle anderen Lebensfunktionen. Der Vorrat an Basisenzym im Körper bestimmt, ob das Immunsystem gut funktioniert oder nicht. Ich halte Krebsmedikamente für toxisch, weil sie enorme Mengen von freien Radikalen produzieren, wenn sie in den Körper eindringen. Dadurch werden die Krebszellen zwar vernichtet, doch da freie Radikale nicht ausschließlich Krebszellen töten, sterben dabei auch viele normale Zellen. Es gibt den Slogan »Feuer mit Feuer bekämpfen«, und so denken wahrscheinlich auch die Ärzte, die Krebsmedikamente einsetzen.

Der menschliche Organismus ist ständig bemüht, die Homöostase aufrechtzuerhalten. Deshalb verwandelt sich Basisenzym im ganzen Körper in verschiedene Enzyme zur Beseitigung von freien Radikalen, wenn sich größere Mengen davon im Körper ansammeln. Der Körper versucht dann alles, um die schlimmsten Schäden zu neutralisieren.

Tatsächlich gibt es immer wieder Menschen, die Krebs mit Chemotherapie überwunden haben. Aber viele dieser Menschen sind jung und besitzen höchstwahrscheinlich noch den größten Teil ihres Basisenzymvorrats. Natürlich gibt es individuelle Unterschiede, aber die Wahrscheinlichkeit für die Wirksamkeit von Chemotherapie ist bei jungen Leuten größer, weil sie noch genügend Basisenzym besitzen, damit der Körper sich von den Belastungen der Therapie erholen kann.

Die bekanntesten Nebenwirkungen von Chemotherapeutika sind Appetitlosigkeit, Übelkeit und Haarausfall. Ich glaube, dass sich diese Symptome zeigen, weil große Mengen von Basisenzym für die Entgiftung verbraucht werden. Eine Person leidet unter Appetitlosigkeit, wenn sie nicht über genügend Verdauungsenzyme verfügt. Gleichzeitig verlangsamt sich auch der Zellstoffwechsel, weil nicht genügend Stoffwechselenzyme vorhanden sind. Die Schleimhautschicht in Magen und Darm wird beschädigt, und das verursacht Übelkeit. Und schließlich führt der Mangel an Verdauungsenzymen auch zu Hautflecken, brüchigen Nägeln und Haarausfall.

Obwohl die Symptome weit weniger stark ausgeprägt sind, geschieht dasselbe bei der Einnahme von anderen Medikamenten. Grundsätzlich können Medikamente Krankheiten nicht heilen. Medikamente mögen bei starken Schmerzen, bei Blutungen oder in Notfällen nützlich sein, um bestimmte akute Symptome zu unterdrücken. Deshalb verschreibe ich manchmal Antiazida wie H_2-Blocker für Patienten, die über Blutungen oder Schmerzen durch Magengeschwüre klagen. Aber ich empfehle den Patienten, diese Mittel höchstens zwei bis drei Wochen zu nehmen. Während die Schmerzen durch die Medikamente gelindert werden, sollten die Ursachen des Magengeschwürs beseitigt werden. Es gibt verschiedene Ursachen für Magengeschwüre, wie Stress oder die Menge, Qualität und Häufigkeit von Mahlzeiten. Solange die tieferen Ursachen nicht angegangen werden, wird auch noch so viel Medizin nicht helfen, die Beschwerden zu heilen. Auch wenn es so scheinen mag, als hätte das Medikament das Magengeschwür vorübergehend geheilt, wird es sich sicher wieder zurückmelden. Eine grundlegende Heilung ist nur durch unsere alltägliche Lebensweise möglich. Deshalb ist es so wichtig, sich regelmäßig an gute Essgewohnheiten zu halten, sobald die Ursache beseitigt und das Magengeschwür geheilt ist, um einen Rückfall zu verhindern.

Basisenzym wird nicht automatisch produziert. Wenn Sie sorgsam auf richtige Ernährung achten und so gesund leben, dass keine Enzyme verschwendet werden, dann sind die Voraussetzungen erfüllt, unter denen das Leben selbst diese kostbare Energie liefert. Zu wissen, wie man den unnötigen Verbrauch jenes wertvollen Enzyms begrenzen kann, ist das Geheimnis, um Krankheiten zu heilen und ein langes, gesundes Leben zu genießen.

Gesunder Menschenverstand kann gefährlich sein

Wie wir schon bei den Enzymen gesehen haben, gibt es viele Dinge, die allgemein als gut und richtig für unsere Gesundheit gelten, in Wirklichkeit aber gegen die natürlichen

Mechanismen unseres Organismus arbeiten. Ein Beispiel dafür ist das Krankenhausessen in Japan. Wenn Sie in Japan im Krankenhaus liegen müssen, wird man Ihnen unabhängig von Ihren Beschwerden sofort Reisschleim zu essen geben. Man geht davon aus, dass dies zum Guten der Patienten ist, besonders derjenigen, die eine Operation an den inneren Organen hinter sich haben. Man erklärt den Betroffenen: »Fangen Sie mit etwas Reisschleim an, damit Ihr Magen und Darm nicht zu sehr belastet werden.« Doch das ist ein großer Fehler.

Ich lasse meine Patienten von Anfang an normale Mahlzeiten essen, auch wenn sie am Magen operiert wurden. Wenn Sie wissen, wie Enzyme funktionieren, werden Sie verstehen, warum normale Nahrung besser als Reisschleim ist.

Normale Nahrung zwingt Sie nämlich, gut zu kauen, und das aktiviert die Sekretion von Speichel. Wenn die Verdauungsenzyme im Speichel beim Kauen mit der Nahrung vermischt werden, werden Verdauung und Resorption verbessert, weil so die Aufspaltung der Nahrung optimal ablaufen kann. Dagegen ist Reisschleim so weich, dass er ungekaut geschluckt wird. Folglich wird Reisschleim nicht gut verdaut, weil er nicht ausreichend mit Enzymen vermischt ist.

Ich habe Patienten drei Tage nach einer Magenoperation sogar normales Sushi zu essen gegeben, sie aber dann angewiesen, »jeden Bissen 70-mal zu kauen«. Gutes Kauen ist nicht nur für Kranke äußerst wichtig, damit die Verdauungs- und Resorptionsvorgänge gut funktionieren. Deshalb rate ich allen Leuten, auch wenn sie keine Magen-Darm-Beschwerden haben, bei jeder Mahlzeit jeden Bissen 30- bis 50-mal zu kauen.

Ein anderer Fehler bei der Krankenhauskost ist die Gabe von Milch. Die Hauptnährstoffe von Milch sind Protein, Fett, Glukose, Kalzium und Vitamine. Milch ist in Japan sehr populär geworden, weil sie eine Menge Kalzium enthält und es den Japanern angeblich daran mangelt. Doch in Wahrheit gibt es kein anderes Lebensmittel, das so schwer verdaulich wie Milch ist. Da Milch eine angenehm flüssige Substanz hat, trinken viele Leute sie wie Wasser, wenn sie Durst haben, doch das ist ein großer Fehler. Denn Kasein, mit einem Anteil von 80 Prozent der Hauptbestandteil der Milchproteine, verklumpt sofort, wenn es in den Magen gelangt, und das macht die Verdauung von Milch problematisch.

Außerdem ist handelsübliche Milch gewöhnlich homogenisiert. Bei der Homogenisierung wird die Milch verrührt, um eine stabile und gleichmäßig feine Verteilung von Milchfett und Kasein zu erreichen. Doch da bei diesem Prozess Luft in die Milch gelangt, oxidiert das Milchfett. Das ist schlecht für die Gesundheit, weil sich stark oxidierte Fettsäuren wie freie Radikale verhalten. Die homogenisierte Milch, die »rostiges« Fett enthält, wird anschließend noch bei Temperaturen über 100 °C pasteurisiert. Enzyme sind aber hitzeempfindlich und sterben bei Temperaturen zwischen 48 °C und 115 °C ab. Mit anderen Worten: In der handelsüblichen Milch sind die kostbaren Enzyme zerstört, das Milchfett oxidiert und die Proteine haben sich durch die Hitzebehandlung verändert. Deshalb möchte ich behaupten, dass Milch alles andere als ein empfehlenswertes Nahrungsmittel ist. Zum Beweis dafür habe ich erfahren, dass ein Kalb in vier bis fünf Tagen stirbt, wenn man es statt mit der Milch seiner Mutterkuh mit der handelsüblichen Milch füttert. Mit einer Ernährung ohne Enzyme kann das Leben nicht erhalten werden.

Milch fördert Osteoporose

Vor 35 Jahren habe ich zum ersten Mal erlebt, wie schlecht die handelsübliche Milch für die Gesundheit ist, als ich die beiden Kinder meiner Verwandten untersuchte. Diese waren in den USA geboren und aufgewachsen, aber ungefähr sechs bis acht Monate nach der Geburt hatten sich bei ihnen Symptome von Neurodermitis gezeigt. Ihre Mutter folgte den Empfehlungen des Kinderarztes, doch wollten sich die Hautprobleme der Kinder trotz intensiver Behandlung nicht bessern. Später begannen sie im Alter von drei bis vier Jahren unter schwerem Durchfall zu leiden, und zuletzt zeigte sich sogar Blut im Stuhl. Da bat mich ihre verstörte Mutter um Hilfe, und ich untersuchte die beiden Kinder mit dem Endoskop. Dabei stellte ich bei beiden Colitis ulcerosa (Dickdarmentzündung mit geschwüriger Darmwandzerstörung) im Anfangsstadium fest.

Da die Ursache von Colitis ulcerosa in den meisten Fällen in engem Zusammenhang mit der Ernährung steht, fragte ich bei der Mutter sofort nach, was die Kinder gewöhnlich aßen. Dabei stellte sich heraus, dass die Hautbeschwerden der Kinder genau zu dem Zeitpunkt eingesetzt hatten, als die Mutter mit dem Stillen aufgehört und auf Anweisung des Kinderarztes begonnen hatte, den Kindern Kuhmilch zu geben. Ich empfahl der Mutter, von da an alle Milch und Milchprodukte aus der Kost ihrer Kinder zu streichen. Und wie nicht anders zu erwarten, verschwanden das Blut im Stuhl, die Durchfälle und sogar die Neurodermitis vollständig.

Nach dieser Erfahrung begann ich, meine Patienten nach ihrem Konsum von Milch und Milchprodukten zu befragen, wenn ich ihre Ernährungsgewohnheiten erfasste. Die Auswertung dieser Daten hat gezeigt, dass der Verzehr von Milch und Milchprodukten die Wahrscheinlichkeit deutlich erhöht, eine Prädisposition zu Allergien zu entwickeln. Dieses Resultat stimmt mit neueren Allergiestudien überein, die zu dem Ergebnis kamen, dass Kinder eher zu Neurodermitis neigen, wenn ihre Mütter während der Schwangerschaft Milch trinken.

In den letzten dreißig Jahren hat die Zahl der Patienten mit Neurodermitis und Heuschnupfen in erstaunlichem Tempo zugenommen. Gegenwärtig könnten bis zu 20 Prozent der Japaner davon betroffen sein. Es gibt zwar viele Theorien über die Ursachen für diese rapide Zunahme von Allergien, aber meiner Meinung nach ist der Hauptgrund dafür die Aufnahme von Milch in die Schulmahlzeiten in den frühen 1960er Jahren.

Milch enthält zahlreiche oxidierte Fettsäuren, die das Darmmilieu schädigen. Dabei vermehren sich die schlechten Bakterien, und das zerstört das Gleichgewicht der Darmflora. Ferner führt das dazu, dass Giftstoffe wie freie Radikale, Schwefelwasserstoff und Ammoniak im Darm entstehen. Forschungen über die Prozesse, die diese Toxine durchlaufen, und die Art der Krankheiten, die sie verursachen, sind noch im Gange, aber mehrere Studien haben gezeigt, dass Milch nicht nur verschiedene Allergien verursacht, sondern auch Auslöser von schweren Krankheiten wie Leukämie und Diabetes sein kann, die selbst bei Kindern immer häufiger auftreten.

Das größte, allgemein verbreitete Missverständnis in puncto Milch ist aber die These, dass Milch Osteoporose zu verhindern hilft. Da der Kalziumvorrat in unserem Körper mit zunehmendem Alter abnimmt, werden wir dazu aufgefordert, viel Milch zu trinken, um Osteoporose zu verhindern. Das ist ein großer Irrtum, weil Milch im Übermaß in Wirklichkeit die Entstehung von Osteoporose begünstigt.

Es wird allgemein behauptet, dass das Kalzium aus der Milch besser resorbiert wird als das Kalzium aus anderen Lebensmitteln wie kleinen Fischen, aber das ist nicht ganz richtig. Der Normalwert der Kalziumkonzentration im menschlichen Blut liegt bei 2 bis 2,8 mmol/l. Wenn man Milch trinkt, steigt der Kalziumspiegel im Blut plötzlich an. Auf den ersten Blick mag das so aussehen, als wäre eine Menge Kalzium aufgenommen worden, aber dieser Anstieg der Kalziumkonzentration hat eine Kehrseite. Denn wenn der Kalziumspiegel im Blut plötzlich ansteigt, versucht der Organismus dieses anomal hohe Niveau auf den Normalwert zu senken, indem er Kalzium über die Nieren im Urin ausscheidet. Mit anderen Worten, wenn man Milch trinkt, um Kalzium aufzunehmen, führt das in Wirklichkeit dazu, dass die Gesamtkonzentration von Kalzium im Körper abnimmt. In jedem der vier Länder mit dem höchsten Milchkonsum in der Welt – USA, Schweden, Dänemark und Finnland – nimmt die Zahl der Fälle von Hüftgelenksfrakturen und Osteoporose zu.

Im Gegensatz zur Milch enthalten kleine Fische und Algen, die in Japan von jeher gegessen werden und eigentlich kalziumärmer sind, den Mineralstoff in einer Form, in der er nicht so schnell resorbiert wird, wodurch sich die Kalziumkonzentration im Blut nicht erhöht. In früheren Zeiten, als die Japaner noch keine Milch konsumierten, gab es keine Fälle von Osteoporose in der Bevölkerung. Selbst heutzutage hört man selten von Menschen, die wenig Milch trinken und trotzdem an Osteoporose leiden. Der Körper holt sich das notwendige Kalzium und andere Mineralstoffe aus kleinen Krabben, Fischen und Algen. Deshalb sind diese Lebensmittel besser für unsere Gesundheit.

Zweifel am »Joghurtmärchen«

In letzter Zeit sind in Japan verschiedene Arten von Joghurt wie »Caspian Sea Yoghurt« oder »Aloe Yoghurt« beliebt geworden, weil sie laut Werbung gut für die Gesundheit sein sollen. Doch für mich sind das alles Lügen. Oft bekomme ich von Leuten, die Joghurt essen, zu hören, dass sich der Zustand ihres Magen-Darm-Trakts verbessert habe, sie nicht mehr verstopft seien und ihre Taille enger geworden sei. Und sie glauben, dass sie das den Laktobakterien im Joghurt verdanken. Doch der Glaube an den Nutzen dieser Bakterien ist ganz und gar fragwürdig. Laktobakterien gehören natürlich zur ursprünglichen, natürlichen Darmflora des Menschen. Der menschliche Organismus verfügt jedoch über Abwehrmechanismen gegen von außen eindringende Bakterien und Viren, sodass selbst »gute« Mikroben wie Laktobakterien von dem natürlichen Abwehrsystem des Körpers angegriffen und vernichtet werden, wenn sie nicht zur eigenen Darmflora gehören.

Die erste Verteidigungslinie ist die Magensäure. Wenn Laktobakterien aus Joghurt in den Magen gelangen, werden die meisten von der Magensäure abgetötet. Aus diesem Grund hat man in jüngster Zeit verbesserte Joghurtsorten entwickelt, die mit dem Versprechen beworben werden, dass sie magenresistent sein sollen. Doch ist es für solche Bakterien überhaupt möglich, mit den Bakterien aus der Darmflora zusammenzuarbeiten, selbst wenn sie den Darm erreichen sollten?

Jenes »Joghurtmärchen« bezweifle ich ganz einfach deshalb, weil meine endoskopischen Untersuchungen mir gezeigt haben, dass die Darmmerkmale von Menschen, die jeden Tag Joghurt essen, niemals gut sind. Selbst wenn die Laktobakterien aus dem Joghurt lebendig in den Darm gelangen, verbessern sie die Darmfunktion nicht, sondern stören stattdessen das Gleichgewicht der Darmflora.

Aber warum haben dann viele Leute das Gefühl, dass Joghurt zur Verbesserung ihrer Gesundheit beiträgt? Ein möglicher Grund dafür ist ein Mangel an Enzymen, die Laktose aufspalten. Laktose ist Milchzucker, und Laktase das Enzym, das Laktose zerlegt. Die Menge dieses Enzyms im Organismus nimmt mit zunehmendem Alter ab. Das ist ganz natürlich, denn Milch ist ein Getränk, das für Säuglinge bestimmt ist und nicht für Erwachsene. Mit anderen Worten ist Laktase ein Enzym, das Erwachsene nicht benötigen.

Joghurt enthält eine Menge Laktose. Wenn man Joghurt isst, kann er wegen des Laktasemangels nicht richtig verdaut werden, und das führt zu Verdauungsstörungen. Viele Leute reagieren deshalb mit leichtem Durchfall, wenn sie Joghurt verzehren. Folglich hält man diesen leichten Durchfall, bei dem es sich in Wirklichkeit um die Ausscheidung des stagnierenden Stuhls handelt, der sich im Dickdarm angesammelt hat, fälschlicherweise für eine Art von Verstopfung, die durch Laktobakterien kuriert wurde.

Das Darmmilieu wird sich verschlechtern, wenn man täglich Joghurt isst. Ich kann dies mit fester Überzeugung behaupten, denn dahinter stehen meine klinischen Beobachtungen aus über 300000 endoskopischen Untersuchungen. Wenn man täglich Joghurt verzehrt, wird der Geruch des Stuhls oder des Gases schärfer. Dies ist ein Zeichen für die Verschlechterung des Darmmilieus. Der schlechte Geruch ist darauf zurückzuführen, dass im Dickdarm Toxine gebildet werden. Vieles im Joghurt ist deshalb der Gesundheit abträglich, auch wenn ständig über den gesundheitlichen Nutzen von Joghurt gesprochen wird und die Joghurtproduzenten höchst erfreut sind, wenn ihre Produkte angepriesen werden.

Wie ich anfangs festgestellt habe, ist für uns die Zeit gekommen, wo wir uns selbst um unsere Gesundheit kümmern sollten. Statt irgendwelche Informationen aus zweiter
Hand unkritisch zu akzeptieren, ist es notwendig, die Wahrheit am eigenen Körper zu überprüfen. Das bedeutet nicht,
einfach etwas Bestimmtes zu essen oder zu tun. Denn so wie
manche Leute meinen, Joghurt sei gut für die Gesundheit,
gibt es noch viele andere Irrtümer. Die Wahrheit am eigenen
Körper zu überprüfen, bedeutet zum Beispiel, die richtige
Wahl zu treffen, seine Erkenntnisse in die Tat umzusetzen
und sich Magen und Darm regelmäßig von einem Arzt des
Vertrauens untersuchen zu lassen. Das wird es Ihnen ermöglichen, die Ergebnisse der Erfahrungen von anderen
Menschen zu bestätigen. Falls Sie die hier vorgestellte
Shinya-Methode praktizieren wollen, möchte ich Sie dazu
auffordern, sich vor und nach Beginn der Umstellung endoskopisch untersuchen zu lassen. Sie werden dabei zweifellos
erleben, dass sich die Merkmale Ihres Gastrointestinaltrakts
deutlich verbessern. Um ein langes, gesundes Leben zu genießen, sollten Sie sich nicht von fremden Meinungen in die
Irre führen lassen, sondern Ihre Ohren nach innen wenden
und auf die Stimme aus Ihrem eigenen Inneren hören.

»Der Mensch ist, was er isst.«
Dr. Shinya

Kapitel II

Ernährung für Gesundheit und Wohlbefinden

Nach welchen Kriterien sollen wir unsere tägliche Nahrung auswählen? Diese Frage ist von großer Bedeutung, denn die alte Regel »Der Mensch ist, was er isst«, gilt tatsächlich. Durch unsere tägliche Nahrung wird unser Körper am Leben erhalten – das heißt, Gesundheit und Krankheit sind das Gesamtresultat dessen, was wir essen.

Im Jahr 1996 beschloss das Japanische Ministerium für Gesundheit, Arbeit und Wohlfahrt, die Bezeichnung für Beschwerden, die damals als »Krankheiten des Erwachsenenalters« bezeichnet wurden – wie Krebs, Herz-Kreislauf-Krankheiten, Leberbeschwerden, Diabetes, zerebrale Gefäßkrankheiten, Bluthochdruck und Hypercholesterinämie (erhöhter Cholesterinspiegel) –, in »(Lebens-)Gewohnheitskrankheiten« umzuändern. Durch den McGovern-Report und die Erforschung der Zusammenhänge zwischen Ernährung und Gesundheit war klar geworden, dass jene Krankheiten durch Lebensgewohnheiten und nicht durch den Alterungsprozess verursacht werden.

Gegenwärtig stehen die Verbraucher einem breit gefächerten Angebot an Lebensmitteln gegenüber. Was Sie aus dieser Vielfalt auswählen, wird Ihren Gesundheitszustand bestimmen. Wenn Sie sich eines langen und gesunden Lebens erfreuen wollen, sollten Sie sich darüber im Klaren sein, dass Sie nicht einfach zu irgendwelchen Nahrungsmitteln greifen sollten, nur weil sie gut schmecken.

Was du isst, bestimmt, wer du bist

In der modernen westlichen Medizin werden die Patienten vom Arzt kaum nach ihren Essgewohnheiten gefragt. Meiner Meinung nach ist das der Grund, warum Colitis ulcerosa, Morbus Crohn, Erkrankungen des Bindegewebes und Leukämie als »unheilbare Krankheiten unbekannten Ursprungs« bezeichnet werden. Wenn man die Zusammenhänge zwischen Essgewohnheiten und Krankheiten besser untersuchen würde, könnte man die »unbekannten Ursachen« zu »bekannten« machen.

Bei allen, die jeden Tag Zigaretten rauchen und Alkohol trinken, eine Menge Fleisch, aber kaum Obst oder Gemüse verzehren und ferner von frühem Alter an Milchprodukte wie Milch, Joghurt und Butter konsumieren, werden sich an einem bestimmten Punkt ihres Lebens solche Gewohnheitskrankheiten entwickeln. Die Art dieser Krankheiten wird aber auch von den genetischen Anlagen und der Umwelt abhängen. Menschen, die zum Beispiel genetisch bedingt schwache Blutgefäße haben, werden zu Bluthochdruck, Arteriosklerose oder Herzkrankheiten neigen, Menschen mit schwachen Nieren dagegen zu Diabetes. Bei Frauen könnten Fibrome, Eierstockzysten oder Brustkrankheiten zu Krebs mutieren, während sich in einer vergrößerten Prostata bei Männern Krebs entwickeln kann und sie vielleicht auch an Lungenkrebs, Dickdarmpolypen oder Arthritis erkranken könnten. Obwohl der Krankheitstyp von Genen und Umweltfaktoren abhängt, steht doch zweifellos fest, dass Menschen mit schlechten Lebensgewohnheiten mit Beschwerden rechnen müssen.

Ungefähr zwei Jahre nachdem ich mit der endoskopischen Untersuchung der Merkmale des Magen-Darm-Trakts begonnen hatte, fing ich an, meine Patienten nach ihren Ernährungsgewohnheiten zu befragen. Wenn eine Person zur Untersuchung oder Konsultation ins Krankenhaus geht, konzentriert sich die Befragung meist lediglich auf den aktuellen Gesundheitszustand. Aber das reicht wirklich nicht aus, denn um zu verstehen, warum eine Person erkrankt ist, ist es notwendig, ihre ganze Ernährungsgeschichte zu kennen: was sie isst, wann sie isst und wie oft sie isst. Natürlich gibt es viele Patienten, die sich nicht an alle Einzelheiten erinnern können, aber wenn ich nicht müde werde, sie geduldig auszufragen, kommen gewöhnlich ein paar aufschlussreiche Fakten ans Tageslicht. So sind zum Beispiel bei Menschen, die Milch trinken, auch wenn es sich lediglich um ein Glas pro Tag handelt, die gesundheitlichen Auswirkungen verschieden, je nachdem, ob sie bald nach der Geburt Milch aus Milchpulver oder erst als Erwachsene normale Milch zu trinken begannen.

Wenn ich mir die Ernährungsgewohnheiten von Krebspatienten anschaue, entdecke ich im Allgemeinen, dass ihre Kost vorwiegend aus tierischem Eiweiß wie Fleisch, Fisch, Eiern und Milchprodukten besteht. Außerdem fand ich heraus, dass eine direkte Beziehung besteht zwischen dem Zeitpunkt, an dem eine Person erkrankt, und dem Umstand, wann und wie oft diese Person jene Nahrungsmittel zu sich nimmt. Das bedeutet, je früher und je häufiger eine Person Nahrungsmittel tierischer Herkunft konsumiert, desto früher kommt es zum Ausbruch der Krankheit.

Zwar gibt es ganz verschiedene Arten von Krebs – Krebs der Brust, des Dickdarms, der Prostata, der Lungen –, doch unabhängig davon bleibt die Korrelation mit dem Fleischverzehr tierischer Herkunft dieselbe. Und ganz gleich, um welche Art von Erkrankung es sich handelt, sind die Züge/Merkmale des Magen-Darm-Trakts in solchen Fällen ausnahmslos schlecht. Deshalb rate ich Krebspatienten immer dazu, sich endoskopisch untersuchen zu lassen, weil bei ihnen das zusätzliche Risiko von Dickdarmpolypen oder Dickdarmkrebs hoch ist. Bei meinen eigenen Patienten entsprachen die Resultate der Koloskopie stets meinen Erwartungen. Bei Frauen mit Brustkrebs und bei Männern mit Prostatakrebs besteht eine hohe Wahrscheinlichkeit, Anomalien im Dickdarm zu finden. Diese Erkenntnis findet in den USA allmählich breitere Anerkennung, und immer mehr Ärzte empfehlen ihren Krebspatienten eine Koloskopie.

Sollten Sie zurzeit an Krebs leiden oder in der Vergangenheit an Krebs erkrankt gewesen sein, möchte ich Sie dazu ermutigen, das möglichst bald zu tun.

Ich will nicht behaupten, dass Sie sofort eine Krankheit bekommen, wenn Sie bestimmte Arten von Nahrungsmitteln essen, aber die Folgen Ihrer Essgewohnheiten werden sich im Innern Ihres Körpers ansammeln. Es besteht kein Anlass zur Sorglosigkeit, nur weil sich bis heute noch keine Symptome gezeigt haben. In Japan gibt es zwar die Redensart »Kontinuität gibt Kraft«, aber Kontinuität im Fehlverhalten kann negative Auswirkungen haben.

Keine Rückfälle bei der Shinya-Methode

Anomale Zellen vermehren sich unkontrolliert und ballen sich zu Gewebeklumpen zusammen, die als Tumor bezeichnet werden. Unter den Tumoren gibt es gutartige mit begrenztem Wachstum, die sich nicht ausbreiten oder metastasieren, und bösartige – Krebs. Wenn bei einem Patienten Krebs diagnostiziert wurde, sollte als Erstes geklärt werden, ob der Krebs Metastasen gebildet hat. Denn bei Metastasierung ist es schwierig, alle betroffenen Stellen operativ zu entfernen und dem Patienten eine vollständige Genesung zu ermöglichen. Metastasen bedeuten das Auftreten von Krebs an anderen Stellen des Körpers als dem Bereich, wo der Krebs zuerst zum Ausbruch kam. Im Allgemeinen metastasiert Krebs durch Krebszellen, die durch die Lymph- und

Blutgefäße in andere Organe gelangen, wo sie sich dann vermehren.

Meine Auffassung von diesen Vorgängen ist jedoch eine andere. Denn ich bin davon überzeugt, dass die Vermehrung von Krebszellen an einer bestimmten Stelle auch Rückwirkungen auf andere Organe hat. Gewöhnlich wird Krebs erst entdeckt, wenn der Tumor einen Durchmesser von mindestens einem Zentimeter erreicht hat. Da die Tumorbildung mit der Vermehrung einer einzigen Krebszelle beginnt, sind mehrere hundert Millionen Zellen nötig, um einen kleinen Tumor zu bilden, was eine gewisse Zeit dauert.

Solange es sich um Krebs handelt, der mit den Lebensgewohnheiten zusammenhängt, bedeutet das Auftreten von Krebs an einer bestimmten Stelle, dass es höchstwahrscheinlich auch an anderen Stellen Krebszellen gibt, die aber noch nicht zu einem Tumor angewachsen sind. Es ist gefährlich zu glauben, man hätte keinen Krebs, nur weil man ihn nicht mit den Augen sehen kann.

Die »Gifte«, die sich täglich in unserem Körper ansammeln, wirken wie eine Zeitbombe, die in den Zellen des ganzen Organismus tickt. Was die Explosion jener Bomben auslöst, hängt vor allem von Faktoren wie den genetischen Anlagen und den Lebensbedingungen einer Person ab. Wenn jemand viele mit Zusatzstoffen und Agrarchemikalien belastete Nahrungsmittel zu sich nimmt, ist die Leber, in der die Entgiftungsvorgänge ablaufen, wahrscheinlich der Ort, an dem die Bombe zuerst explodiert. Bei Menschen, die ihre Mahlzeiten unregelmäßig zu sich nehmen, viel Tee trinken oder regelmäßig Antiazida einnehmen, könnten die Bomben zuerst im Magen explodieren. Auch bei identischen Lebensgewohnheiten können die Stellen, an denen die Bomben hochgehen, je nach den genetischen Faktoren variieren. Mit anderen Worten ist Krebs keine »lokale Krankheit«, die nur einen begrenzten Körperbereich befällt. Es ist eine »Ganzkörperkrankheit«, die den Organismus als Ganzheit betrifft.

Der Grund, warum Krebs in manchen Fällen überall zu metastasieren scheint, besteht darin, dass die im ganzen Körper verteilten Bomben eine nach der anderen mit Zeitverzögerung hochzugehen beginnen. So gesehen erscheint es fragwürdig, ob es wirklich die richtige therapeutische Vorgehensweise ist, die primär befallene Stelle einschließlich der Lymphknoten und Blutgefäße operativ zu entfernen.

Ein solches Vorgehen gilt deshalb als riskant, weil man dabei Metastasen übersehen könnte, wodurch sich das unkontrollierte Metastasenwachstum in anderen Körperbereichen beschleunigen kann. Das ist nicht verwunderlich, wenn man Krebs als Krankheit des gesamten Körpers betrachtet. Wenn man Organe, Lymphknoten und Blutgefäße aus einem bereits geschwächten Organismus entfernt, ist es nicht verwunderlich, dass die Immunfunktionen des Körpers noch stärker nachlassen.

Deshalb entferne ich in Fällen von Dickdarmkrebs das Mesenterium (Dickdarmgekröse – die »Aufhängung« des Dünndarms) nicht, wie das üblicherweise geschieht, um die Ausbreitung des Krebses zu den Lymphknoten und in andere Bereiche zu verhindern. Meiner Meinung nach ist der Schaden größer, wenn die Lymphknoten verloren gehen, als wenn man einen kleinen Krebstumor intakt lässt.

In der modernen Schulmedizin vertritt man die Auffassung, dass der Organismus nicht von allein heilen kann, solange der Krebs nicht vollständig operativ entfernt ist, aber das stimmt nicht. Denn das Immunsystem und die natürlichen Selbstheilungskräfte des Menschen sind stärker als gemeinhin angenommen. Zum Beweis dafür kann ich anführen, dass es bei denjenigen meiner Patienten, die noch Reste von Krebs in den Lymphknoten in sich tragen, nicht zu Rückfällen kommt. Wenn Sie Ihre Ernährung und Ihre Gewohnheiten verbessern, indem Sie der Shinya-Methode folgen, wird Ihr Vorrat an Basisenzym, der Energie des Lebens, reichlich aufgefüllt. Da gleichzeitig die schlechten Lebensgewohnheiten, die zu einem erhöhtem Verbrauch von Basisenzym führen, korrigiert werden, ist der Nutzen doppelt. Auf diese Weise werden auch die Immunzellen aktiviert und die Abwehrkräfte des Körpers ausreichend gestärkt, um das Wiederauftreten von Krebs zu verhindern. Allerdings hat diese Therapieform ihre Grenzen. Bei Krebs im Endstadium wäre es schwierig, die normalen Körperfunktionen wiederherzustellen, ganz gleich, wie sehr man Ernährung oder Lebensgewohnheiten verbessert oder wie viele Ergänzungsmittel zur Stärkung des Immunsystems man auch einnimmt. Denn in diesem Stadium ist der Vorrat an Basisenzym schon ganz erschöpft.

Nach meiner klinischen Erfahrung gäbe es jedoch selbst bei Patienten, bei denen die Hälfte bis zwei Drittel der inneren Dickdarmwand entfernt wurde, nach der Entfernung des ursprünglichen Tumors keine Rückfälle, und es wäre ihnen möglich, ihre Gesundheit wiederherzustellen, wenn sie sich richtig und regelmäßig ernähren und anstelle von Krebsmedikamenten Ergänzungsmittel zur Aktivierung ihres Basisenzyms einnehmen würden.

Da die meisten meiner Patienten zu Routineuntersuchungen kommen, diagnostiziere ich nur bei wenigen Krebs in fortgeschrittenem Stadium. Jedoch kam es bei denen, die nach einer Krebsoperation der Shinya-Methode folgten, in keinem Fall zu einem Rückfall oder zu Metastasenbildung. Diese Tatsache verdient wirklich Beachtung, denn aus diesem Grund habe ich noch nie für einen meiner Patienten einen Totenschein ausstellen müssen. Als Arzt kann ich darauf wirklich stolz sein.

Enzymreiche Kost ist gesunde Kost

Seit meiner Kindheit habe ich eine besondere Begabung im Umgang mit Hunden, aber das ist nicht sehr schwierig. Sie müssen dazu nur etwas Speichel auf Ihre Handfläche geben und den Hund ablecken lassen. Das macht Sie und jeden Hund sofort zu Freunden. Seit ich klein war, habe ich viele Hunde aufgezogen und weiß, dass Hunde gern den Mund von Leuten ablecken. Als ich über den Grund für dieses Verhalten nachdachte, erkannte ich schließlich, dass sie Speichel mögen. Als ich das testete, merkte ich, dass alle Hunde dabei glücklich mit dem Schwanz wedelten. In meiner Schulzeit benutzte ich diesen Trick, um mich mit allen Hunden in der Nachbarschaft anzufreunden. Damals verstand ich natürlich noch nicht, warum Hunde Speichel mögen. Auf die Lösung dieses Rätsels kam ich viele Jahre später, als ich Arzt wurde und mich mit den Enzymen beschäftigte: »Das ist es! Die Hunde wollen die Enzyme im Speichel!«

Von da an begann ich auch zu beobachten, dass alle Tiere auf Enzyme erpicht sind. Wenn zum Beispiel Fleischfresser wie Löwen oder Tiger ihre Beute geschlagen haben, beginnen sie stets damit, die inneren Organe, die kostbaren Enzymspeicher, zu fressen. Eskimos, die in bitterkalten Regionen ohne nennenswerte Vegetation leben müssen, essen immer zuerst die inneren Organe der erbeuteten Robben. Kaninchen fressen ihren eigenen Kot, um die unverdauten Bestandteile und Enzyme wieder aufzunehmen.

In letzter Zeit haben Krankheiten bei Haustieren sprunghaft zugenommen, und Sie können sich sicher denken, woran das liegt: an der Tiernahrung. Handelsübliche Tiernahrung hat angeblich eine ausgewogene Zusammensetzung für Haustiere, aber dies basiert auf modernen Ernährungstheorien, in denen die Enzyme hartnäckig ignoriert werden. Selbst wenn die Nahrung genügend Kalorien und Nährstoffe, wie Vitamine, Mineralstoffe, Proteine und Fette, enthält, kann sie das Leben, wenn die Enzyme fehlen, nicht erhalten. Doch die kostbaren Enzyme sind hitzeempfindlich und zerfallen bei Temperaturen über 48 °C. Trotzdem wird Tiernahrung bei der Herstellung immer erhitzt, ganz gleich, ob sie in Konserven oder als Trockenfutter angeboten wird – und so gehen die Enzyme bei der Produktion verloren. Wildtiere meiden dagegen Futter, das erhitzt wurde. In naher Zukunft wird sich zeigen, dass auch viele Arten von Haustierkrankheiten auf schlechte Lebensgewohnheiten zurückzuführen sind.

Die Probleme bei der Tiernahrung treffen auch auf die menschliche Ernährung zu. Das Augenmerk der Ernährungsexperten richtet sich gegenwärtig auf Kalorien und Nährstoffe, und das Mantra der modernen Diätetik lautet: »Nimm nicht zu viele Kalorien auf, und iss Mahlzeiten mit ausgewogenem Nährstoffgehalt!«

Im Allgemeinen wird empfohlen, dass Männer sich täglich ungefähr 2000 kcal und Frauen 1600 kcal zuführen und die Kalorien in ausgewogener Weise auf vier Lebensmittelgruppen verteilt werden. Die erste Gruppe besteht aus Milchprodukten und Eiern, die hochwertiges Eiweiß, Fett, Kalzium und Vitamin A und B2 enthalten (sogenannte »komplette« Nahrungsmittel). Die zweite Gruppe besteht aus Lebensmitteln, die Muskeln und Blut bilden: Produkte wie Fleisch, Fisch, Hülsenfrüchte und Eier, die hochwertige Proteine, Fette, Kalzium und Vitamin B1 und B2 enthalten. Die dritte Gruppe bilden Gemüse und Obst, also Lebensmittel, die hochwertige Vitamine, Mineralstoffe und Faserstoffe zur Bewahrung der Gesamtgesundheit aufweisen. Die vierte Gruppe schließlich setzt sich zusammen aus Körnern, Zuckern, Ölen und Fetten – aus Nahrungsmitteln also, die den Organismus mit Wärme und Energie versorgen. Diese Nahrungsmittel enthalten verschiedene Zuckerstoffe, Fettsäuren und Eiweißverbindungen.

Wie Sie sehen, kommt der Begriff Enzym in diesem Katalog nirgends vor. Natürlich ist es nicht einfach, den Enzymgehalt von Lebensmitteln zu bestimmen. Denn genauso wie es individuelle Unterschiede beim Enzymgehalt in jedem Körper gibt, so schwankt der Enzymgehalt von Nahrungsmittel zu Nahrungsmittel und selbst innerhalb der jeweiligen Nahrungsmittelgruppe: So variiert zum Beispiel der Enzymgehalt bei zwei Äpfeln derselben Sorte je nachdem, in welcher Umgebung der Apfel gereift ist und wie viele Tage seit der Ernte vergangen sind.

Bei der Ernährungsform, die ich vertrete, gelten Lebensmittel mit hohem Enzymgehalt im Prinzip als »gute Lebensmittel« und Lebensmittel mit geringem bis keinem Enzymgehalt als »schlechte Lebensmittel«. Die besten Lebensmittel sind für uns solche, die auf fruchtbarem, mineralreichem Boden ohne den Einsatz von Agrarchemie und Düngemitteln angebaut werden und gleich nach der Ernte verzehrt werden.

Je frischer Obst, Gemüse, Fleisch und Fisch sind, desto mehr Enzyme enthalten sie. Deshalb schmecken frische Lebensmittel auch so gut. Die menschliche Ernährung unterscheidet sich jedoch von der tierischen dadurch, dass sie zum Teil erhitzt wird. Wir kochen, backen, dünsten, grillen und frittieren unsere Nahrung – wobei umso mehr Enzyme verloren gehen, je stärker wir die Nahrung erhitzen. Doch andererseits kann man nicht alles roh essen. Deshalb ist es so wichtig zu wissen, wie man seine Nahrung richtig auswählen, wie man sie zubereiten und wie man sie verspeisen soll. Das will ich im Folgenden ausführlicher erklären.

»Rostige« Nahrung lässt uns rosten

Frische Kost ist gut für die Gesundheit, denn sie enthält nicht nur viele Enzyme, sondern ist auch nicht oxidiert. Zur Oxidation kommt es, wenn Materie mit Sauerstoff in Berührung kommt und »rostet«. Sie fragen sich vielleicht, wie Lebensmittel, bei denen es sich ja nicht um Metalle handelt, rosten sollten, aber es lässt sich durchaus feststellen, dass unsere Lebensmittel ständig »rosten«.

Wenn wir zum Beispiel etwas frittieren, verliert das Öl seine ursprüngliche Farbe und wird schwarz; Äpfel und Kartoffeln ändern ebenfalls ihre Farbe und laufen nach kurzer Zeit braun an, wenn sie geschält wurden. Diese Veränderungen sind die Folgen der Oxidation und erklären sich durch eine chemische Reaktion mit Luftsauerstoff. Da es sich also um einen Vorgang handelt, bei dem Bestandteile von Materie Verbindungen mit Sauerstoff eingehen, lässt sich sagen, dass sich es bei alt gewordener Nahrung um Nahrung im Zustand fortgeschrittener Oxidation handelt.

Außerdem kommt es zur Bildung freier Radikale, wenn oxidierte Lebensmittel in den Körper gelangen. Bekanntlich verursachen freie Radikale verschiedene Gesundheitsprobleme. So beschädigen sie unter anderem die DNA in den Zellen und verursachen Krebs. Viele von Ihnen mögen bereits davon gehört haben, weil in den Medien in letzter Zeit viel über das Thema gesprochen wird. Zahlreiche aktuelle Gesundheitsprogramme konzentrieren ihre Bemühungen auf die Bekämpfung von freien Radikalen. So sollen zum Beispiel Rotwein und Kakao gut für die Gesundheit sein, denn sie enthalten antioxidativ wirkende Polyphenole. Iso-flavin, ein Bestandteil von Sojabohnenprodukten, findet deshalb ebenfalls Beachtung. Freie Radikale werden deshalb gefürchtet, weil sie stark oxidative Wirkungen haben, die um ein Mehrfaches höher als die von normalem Sauerstoff sind.

Oxidierte Nahrungsmittel sind nicht die einzigen Substanzen, die freie Radikale produzieren – Alkohol, Tabak und verschiedene andere Faktoren haben den gleichen Effekt. Doch zuallererst entstehen sogar schon bei der normalen Atmung freie Radikale. Wenn wir Sauerstoff einatmen und damit zur Energieerzeugung Glukose in den Zellen verbrennen, sind 2 Prozent des vom Körper aufgenommenen Sauerstoffs freie Radikale.

Freie Radikale werden oft ausschließlich als »die Bösen« verteufelt, aber sie erfüllen andererseits auch die wichtige Funktion, Viren, Bakterien und Schimmelpilze abzutöten und Infektionen zu verhindern. Wenn jedoch die Menge der freien Radikale ein bestimmtes Niveau übersteigt, werden die Wände und die DNA normaler Zellen allmählich zerstört. Normalerweise ist unser Körper mit einem Gegenmittel zur Neutralisierung freier Radikale ausgerüstet, den antioxidativen Enzymen. Eines der wichtigsten Enzyme, das diese Funktion erfüllt, ist die sogenannte SOD (Superoxid-Dismutase). Ab dem Alter von vierzig Jahren nimmt unser SOD-Vorrat jedoch plötzlich ab. Manche Mediziner gehen davon aus, dass aufgrund der Abnahme dieses Enzyms um diese Zeit herum viele Gewohnheitskrankheiten auftauchen.

Wenn SOD mit zunehmendem Alter abnimmt, tritt der

Enzymfaktor in Aktion, um die überschüssigen freien Radikale zu bekämpfen. Wenn ein ausreichender Vorrat von Basisenzym zur Verfügung steht, werden sie bei Bedarf gegen die freien Radikale eingesetzt. Wenn es jedoch an Basisenzym mangelt, dann fehlt uns ein wichtiges Mittel, um die gesundheitlichen Schäden durch freie Radikale zu verhindern.

Kurz gesagt, wenn Sie weiterhin oxidierte Nahrung zu sich nehmen, werden in Ihrem Organismus große Mengen von freien Radikalen freigesetzt. Da oxidierte Nahrung außerdem wenige oder keine Enzyme enthält, kann der Körper nicht mehr genügend Basisenzym produzieren. Das führt in eine Art Teufelskreis von nicht neutralisierten freien Radikalen, die wiederum Krankheiten verursachen. Wenn Sie dagegen frische, enzymreiche Kost verzehren, lässt sich sowohl die Produktion von freien Radikalen als auch der Verbrauch des Basisenzyms in Ihrem Körper reduzieren. Das führt in einen positiven, regenerativen Reaktionszyklus, durch den Ihre Lebensenergie stetig zunehmen wird. Folglich ist der Spruch »Der Mensch ist, was er isst« keineswegs übertrieben.

Werfen Sie die Margarine fort!

Die Art von Lebensmitteln, die am leichtesten oxidieren, sind die Öle und Fette. In der Natur finden sich Öle in den Samenkernen von Pflanzen. Da Reis ein Samenkorn ist, ent-

hält Naturreis eine Menge pflanzliches Öl. Was wir normalerweise als Öl benutzen, wird aus Pflanzensamen ausge-
presst. Es gibt viele Arten von Speiseöl, wie Rapsöl, Olivenöl, Sesamöl, Baumwollsamenöl, Maisöl und Traubenkernöl.

In der Vergangenheit wurde Öl gewöhnlich mit einem einfachen mechanischen Kompressionsverfahren gewonnen.
Heutzutage wird diese Methode nur noch von wenigen Her-
stellern eingesetzt, und zwar nicht nur deshalb, weil es zeit-
und arbeitsaufwändig ist, sondern auch weil die Ausbeute
dabei gering ist. Da ferner bei dieser traditionellen Extraktionsmethode nicht mit Hitze gearbeitet wird, verschlechtert
sich die Qualität solcher Öle schneller als bei den anderen
Verfahren.

Gegenwärtig werden die meisten handelsüblichen Speise-
öle mithilfe einer chemischen Extraktionsmethode gewonnen, bei der mit dem Lösungsmittel Hexan und Wärme
gearbeitet wird. Das Hexan wird anschließend durch Destil-
lation unter hohem Druck und starker Hitze wieder entfernt.
Dabei geht wenig Öl verloren, und da das Öl dabei erhitzt
wird, verändert sich seine Qualität anschließend nicht mehr
so schnell. Dadurch wird das Öl zwar nicht mehr so leicht
ranzig, enthält aber einen ungesunden Bestandteil, denn bei
dem Prozess bilden sich die gesundheitsschädlichen Trans-
fettsäuren. Diese kommen in der Natur nicht vor, und sie
stehen im Verdacht, dass sie den Spiegel des schlechten
LDL-Cholesterins erhöhen, während sie den Spiegel des
guten HDL-Cholesterins senken. Neben verschiedenen anderen Krankheiten verursachen sie auch Krebs, Bluthochdruck und Herzbeschwerden. Deshalb hat man in den west-

lichen Ländern eine Obergrenze für den Gehalt an Trans-fettsäuren festgesetzt, und Lebensmittelprodukte, bei denen dieser Grenzwert überschritten wird, kommen nicht in den Handel.

Das Nahrungsmittel mit dem höchsten Anteil an Trans-fettsäuren ist Margarine. Viele Leute glauben, dass pflanz-liches Öl wie Margarine kein Cholesterin enthält und für die Gesundheit besser als tierisches Fett ist. Doch das ist ein ge-waltiger Irrtum. In Wahrheit gibt es kein schlechteres Fett für den Körper als Margarine. Wenn ich meine Patienten in Ernährungsfragen berate, gehe ich so weit, sie aufzufordern: »Wenn Sie zu Hause Margarine haben, werfen Sie sie sofort weg!«

Pflanzenöle sind unterhalb der Zimmertemperatur ur-sprünglich flüssig, weil sie viele ungesättigte Fettsäuren ent-halten. Tierische Fette sind dagegen bei Zimmertemperatur fest, denn sie enthalten viele gesättigte Fettsäuren. Aber ob-wohl Margarine aus Pflanzenölen besteht, ist sie bei Zim-mertemperatur fest, denn das Rohmaterial wird bei der Herstellung hydriert, und dabei werden die ungesättigten Fettsäuren in gesättigte umgewandelt. Deshalb behaupte ich, dass Margarine das schlechteste Fett ist. Backfett ist eine andere Art von Öl, das ebenso viele Transfettsäuren wie Margarine enthält. Vermutlich wird in der häuslichen Küche kaum Backfett verwendet, dafür aber in großen Mengen bei der industriellen Produktion von Keksen, Snacks und Kar-toffelchips. Aus diesem Grund sind solche Produkte und auch Fastfood schlecht für die Gesundheit.

Warum Japaner kein Fett vertragen

In Japan kennt jeder die Geschichte von Ieyasu Tokugawa (1542 bis 1616), dem Begründer des gleichnamigen Shogunats (1603 bis 1868), und seiner Vorliebe für Tempura[*]. Ursprünglich gab es in der altjapanischen Küche keine Zubereitungsmethoden, bei denen Öl benutzt wurde. Das Frittieren soll in Japan während der Momoyama-Zeit (1568 bis 1603) eingeführt worden sein. Da Öl zu jener Zeit sehr wertvoll war, konnten es sich normale Sterbliche gar nicht leisten. Erst in der zweiten Hälfte der Edo-Zeit (oder Tokugawa-Zeit, 1603 bis 1868), also vor etwa 150 bis 200 Jahren, begannen Japaner, regelmäßig frittierte Nahrung zu essen. Im Gegensatz dazu bauen zum Beispiel die Völker im Mittelmeerraum seit fast 6000 Jahren Oliven an und verwenden Olivenöl in der Küche.

Dieser Unterschied in der Esskultur könnte auch in unseren Genen gespeichert sein, die bestimmen, wie gut unser Verdauungssystem Öl verdauen kann. Für die Öl- und Fettverdauung notwendig sind der von der Bauchspeicheldrüse hergestellte Pankreassaft und die im Gallensaft enthaltenen Gallensalze. Aus meinen klinischen Daten geht hervor, dass

---

[*] Tempura ist eine beliebte frittierte Speise in Japan. In einem Teigmantel aus Weizenmehl, Ei und Wasser werden z. B. Fleisch-, Fisch-, Pilz- und Gemüsesorten in 140 bis 190 °C heißem Öl ausgebacken. Diese Zubereitungsart und der Begriff Tempura wurden vermutlich im 16. Jh. von portugiesischen Missionaren übernommen. Der erste Tokugawa-Shogun Ieyasu soll übrigens an den Folgen einer »Tempura-Vergiftung« gestorben sein.

die Bauchspeicheldrüse von Japanern schwächer ausgeprägt ist als die von Menschen, in deren Region man seit Jahrtausenden ölhaltige und frittierte Nahrung isst.

In vielen Fällen beklagen sich Japaner bei mir über Schmerzen im Epigastrium (Oberbauch), aber wenn ich sie dann mit dem Gastroskop untersuche, finde ich keinerlei Anzeichen von Gastritis, Magen- oder Zwölffingerdarmgeschwüren. Bei Blutuntersuchungen zeigt sich bei den meisten ein ungewöhnlich hoher Amylasespiegel im Pankreassaft. Wenn ich sie dann über ihre Essgewohnheiten befrage, stellt sich heraus, dass sie oft Frittiertes essen. Dagegen kommt es bei Menschen im Westen, die ebenso viele oder noch mehr frittierte Lebensmittel verzehren, nur selten zu Pankreasbeschwerden. Das bedeutet, dass das Verdauungssystem von Japanern Frittiertes nicht so gut vertragen kann wie das von Menschen aus dem Westen.

Wenn Sie zwei- bis dreimal in der Woche Frittiertes essen und Schmerzen im Oberbauch spüren, ist es möglich, dass Sie unter Bauchspeicheldrüsenentzündung (Pankreatitis) leiden. In diesem Fall würde ich Ihnen raten, sich die Bauchspeicheldrüse bald untersuchen zu lassen. Diejenigen, die viel pflanzliches Öl anstelle von tierischem Fett verwenden, weil sie es für gesünder halten, und oft Tempura oder andere frittierte Speisen essen, sollten besonders vorsichtig sein. Auch wenn es sich um ein pflanzliches Produkt handelt, ist häufiger Verzehr von künstlich extrahierten Ölen trotzdem schlecht für die Gesundheit. Wenn es Ihnen zu schwer fallen sollte, ganz auf Frittiertes zu verzichten, sollten Sie auf jeden Fall versuchen, die Häufigkeit des Verzehrs zu reduzieren.

Ein gutes Maß wäre, frittierte Speisen höchstens einmal im Monat zu genießen.

Ich selbst esse selten etwas Frittiertes, und wenn das gelegentlich vorkommt, entferne ich den ölhaltigen Teigmantel und versuche, so wenig ölige Teigteile wie möglich zu essen. Diejenigen, die den äußeren Teigmantel unbedingt mitessen wollen, sollten ihn zumindest sehr gründlich kauen, denn durch eine gute Vermischung mit Speichel werden die Transfettsäuren bis zu einem bestimmten Grad neutralisiert. Trotzdem sollten Sie sich darüber im Klaren sein, dass durch frittierte Speisen der Enzymverbrauch gesteigert wird.

Ein weiterer Nachteil der mit Öl zubereiteten Speisen besteht darin, dass sie sehr rasch oxidieren. Frittierte Speisen, die nach der Zubereitung eine Weile stehen bleiben, sind wie Klumpen von oxidierten fettigen Substanzen. Da Öle schon an und für sich ungesund sind, sollten Sie alte ölhaltige Speisen total meiden.

Quellen von essenziellen Fettsäuren

Bei den Fettsäuren, den Hauptkomponenten von Ölen und Fetten, unterscheidet man gesättigte und ungesättigte Fettsäuren. Ungesättigte Fettsäuren sind die guten, denn sie stellen einen essenziellen Nährstoff für Herz, Kreislauforgane, Gehirn und Haut dar. Unter den ungesättigten Fettsäuren gibt es einige, die nicht im menschlichen Organismus gebildet werden können, und deshalb mit der Nahrung aufgenommen werden müssen. Diese werden als essenzielle Fettsäuren bezeichnet. Dazu gehören vor allem Linol-, Linolen- und Arachidonsäure.

Vor ein paar Jahren hat man den Amerikanern empfohlen, jeden Tag einen Teelöffel Olivenöl einzunehmen, um so essenzielle Fettsäuren zuzuführen. Diese Praxis war sehr populär, denn sie galt als gesund. Doch später wurden Studien veröffentlicht, die zu dem Ergebnis gekommen waren, dass der tägliche Konsum von Olivenöl unter anderem Eierstockkrebs verursachen könnte. Danach hörten die Leute schnell damit auf.

Tatsache ist, dass es zu den Eigenschaften ungesättigter Fettsäuren gehört, leicht zu oxidieren. Selbst wenn das Öl mit schonenden traditionellen Kompressionsmethoden hergestellt sein sollte, kann ich den Verzehr trotzdem nicht empfehlen. Wenn Sie sich also ungesättigte Fettsäuren zuführen möchten, sind Sie mit Fisch am besten bedient.

Es gibt viele qualitativ hochwertige ungesättigte Fettsäuren wie DHA und EPA*, die auch die Gehirnfunktion unterstützen. Es ist unnötig, Öle pur zu sich zu nehmen, wenn Sie Lebensmittel in natürlicher Form verzehren, denn Sie können die notwendigen ungesättigten Fettsäuren aus den in den Lebensmitteln enthaltenen Fetten beziehen. Unabhängig von der Ölsorte werden alle Öle sofort zu oxidieren begin-

---

* Docosahexaensäure und Eicosapentaensäure sind mehrfach ungesättigte Fettsäuren, die zu den Omega-3-Fettsäuren gehören und besonders in »blauen Fischen« wie Lachs, Hering, Sardine und Makrele vorkommen.

nen, sobald sie mit Luft in Berührung kommen. Deshalb sollte Öl möglichst nicht zum Kochen benutzt werden.

Allgemein heißt es, Vitamin A könne besser resorbiert werden, wenn die Speisen mit Öl zubereitet werden. Deshalb wird gewöhnlich empfohlen, Öl zu verwenden, wenn man mit Zutaten kocht, die Vitamin A enthalten. Vitamin A ist tatsächlich gut fettlöslich, aber mit etwas Geschick kann es auch ohne künstlich extrahierte Öle in ausreichender Menge zugeführt werden, denn der Körper braucht nur ganz wenig Öl, um fettlösliche Vitamine aufnehmen zu können. Deshalb genügt bereits der Verzehr von ölhaltigen Lebensmitteln wie Sojabohnen oder Sesamkörnern. Ebenso können Sie sich die essenziellen Fettsäuren in ausreichender Menge zuführen, indem Sie fetthaltige Lebensmittel in ihrer natürlichen Form verzehren, ohne zusätzlich zu künstlich extrahierten Ölen zu greifen. Damit meine ich Produkte, die als Rohmaterial für die Ölherstellung dienen, wie Körner, Hülsenfrüchte, Nüsse und Samen. Diese Lebensmittel sollte man in ihrem natürlichen Zustand verzehren. Das ist die sicherste und gesündeste Methode, um Ihren Organismus mit gesundem Öl zu versorgen.

Handelsübliche Milch ist »rostiges Fett«

Nach Ölen und Fetten ist Milch das Lebensmittel, das am leichtesten oxidiert. Unbehandelte Milch enthält zahlreiche nützliche Substanzen, darunter viele Arten von Enzymen, unter anderem Laktase (zur Aufspaltung von Laktose), Lipase (zur Aufspaltung von Fetten) und Protease (zur Aufspaltung von Protein). Ferner enthält sie auch Laktoferrin, ein eisenbindendes Glykoprotein, das sich durch antioxidative, entzündungshemmende, antivirale und immunregulierende Eigenschaften auszeichnet.

Bei der handelsüblichen Milch gehen jedoch alle guten Eigenschaften bei der Verarbeitung verloren. Dieser Prozess läuft im Großen und Ganzen so ab: Zuerst wird die Melkmaschine am Kuheuter angelegt und saugt die Milch ab, die dann vorläufig in einen Tank abgefüllt wird. Die rohe Milch, die auf den einzelnen Bauernhöfen produziert wird, wird dann vom Hersteller in einen noch größeren Tank abgefüllt, in dem sie unter Rühren homogenisiert wird; das heißt, die Fetttröpfchen in der Rohmilch werden zerkleinert und gleichmäßig verteilt. Rohmilch enthält etwa 4 Prozent Milchfett, die zum größten Teil in Tröpfchenform vorkommen. Da die Fettteilchen in der Milch nach oben steigen, bildet sich daraus an der Oberfläche eine Rahmschicht, wenn man die Milch einfach stehen lässt. Ich kann mich daran erinnern, dass ich eine weiße cremige Fettschicht auf der Unterseite des Deckels entdeckte, als ich in meiner Kindheit ein oder zwei Mal Flaschenmilch getrunken hatte. Da die Milch damals nicht homogenisiert wurde, waren die Fetttröpfchen beim Transport an die Oberfläche gestiegen.

Heutzutage wird eine Homogenisiermaschine benutzt, die die Fettpartikel mechanisch zerkleinert. Das Endprodukt dieses Verfahrens ist dann unsere homogenisierte Milch. Bei der Homogenisierung reagiert das Milchfett der Rohmilch jedoch mit Sauerstoff und oxidiert zu ziemlich »rostigem« Fett, und das ist – wie bereits im vorigen Abschnitt ausgeführt – schlecht für die Gesundheit.

Doch damit ist die Verarbeitung der Milch noch nicht zu Ende, denn die homogenisierte Milch muss im nächsten Schritt durch Erhitzung pasteurisiert werden, um die Ausbreitung verschiedener Keime und Mikroben zu unterdrücken. Dafür gibt es vier verschiedene Verfahren:

1. Dauererhitzung für 30 Minuten bei niedriger Temperatur von 62 bis 65 °C;
2. Dauererhitzung für 15 Minuten oder länger bei höherer Temperatur von über 75 °C;
3. Kurzzeiterhitzung für mindestens 15 Sekunden bei Temperaturen von 72 bis 75 °C;
4. Kurzzeit-Ultrahocherhitzung für 2 Sekunden bei sehr hohen Temperaturen von 120 bis 130 °C (oder für 1 Sekunde bei 150 °C).

Während die Kurzzeiterhitzung bei 72 bis 75 °C das weltweit am meisten eingesetzte Verfahren ist, wird in Japan die Methode der Ultrahocherhitzung benutzt.

Auch wenn ich mich damit wiederhole, möchte ich noch einmal darauf hinweisen, dass Enzyme hitzeempfindlich sind: Bei Temperaturen über 48 °C beginnen sie zu zerfallen, bei 115 °C werden sie völlig zerstört. Selbst bei kurzer Erhitzung der Milch gehen die Enzyme fast vollständig verloren, wenn die Temperatur 130 °C erreicht.

Außerdem nimmt die Menge der oxidierten Fette bei

ultrahohen Temperaturen noch mehr zu. Ein weiteres Problem ist die Veränderung der Proteinstruktur durch Hitzeeinwirkung. Ähnlich wie der Eidotter bei längerem Kochen zerfällt, verändern sich die Milchproteine. Auch das hitzeempfindliche Laktoferrin geht dabei verloren. Aus all diesen Gründen haben die verschiedenen Verarbeitungsverfahren dazu geführt, dass handelsübliche Milch für die Gesundheit schädlich ist.

Kuhmilch ist für Kälber bestimmt

Kuhmilch ist eigentlich ein Getränk für Kälber, denn die darin enthaltenen Nährstoffe sind für das Wachstum von Kälbern notwendig – was nicht bedeutet, dass sie auch zwangsläufig notwendig für das Wachstum von Menschen sind. Wenn man sich in der Tierwelt umschaut, kann man unschwer feststellen, dass nur die Neugeborenen Milch trinken. Es gibt kein einziges Tier, das noch Milch trinkt, wenn es ausgewachsen ist. Das ist ein Naturgesetz. Doch wir Menschen nehmen den Muttertieren einer anderen Spezies die Milch weg, lassen sie oxidieren und trinken sie. Dieses Verhalten verstößt gegen die Naturgesetze.

In Japan werden Kinder gezwungen, Milch zu den Schulmahlzeiten zu trinken, weil man glaubt, Milch wäre wegen ihres reichen Nährstoffgehalts gut für Heranwachsende. Sollte jedoch jemand denken, dass Kuhmilch und menschliche Muttermilch ein und dasselbe sind, so irrt er sich gewaltig. Sie scheinen gewiss ähnlich zu sein, wenn man die in beiden enthaltenen Nährstoffe auflistet. Denn Inhaltsstoffe wie Proteine, Fett, Laktose, Eisen, Kalzium, Phosphor, Kalium, Natrium und Vitamine sind sowohl in der Kuhmilch als auch in der Muttermilch enthalten, aber in völlig verschiedener Quantität und Qualität.

Der hauptsächliche Eiweißbestandteil der Kuhmilch ist Kasein. Wie ich bereits erwähnt habe, ist dieses Protein für das menschliche Verdauungssystem schwer verdaulich. Ferner enthält Kuhmilch auch die antioxidative und immunstärkende Substanz Laktoferrin. Der Anteil an Laktoferrin in der Muttermilch beträgt 0,15 Prozent, während Kuhmilch lediglich einen Anteil von 0,01 Prozent hat. Das zeigt, wie verschieden die Zusammensetzung von Kuhmilch und Muttermilch ist. Auch wenn beide für Neugeborene bestimmt sind, sind die erforderlichen Nährstoffe und ihre Zusammensetzung je nach Spezies verschieden.

Wie sieht es dann bei Erwachsenen aus? Betrachten wir das am Beispiel des Laktoferrins. Laktoferrin aus Kuhmilch wird generell von der Magensäure aufgespalten, selbst wenn Sie unbehandelte Rohmilch trinken. Das gilt auch für Laktoferrin in der Muttermilch, doch weil der Magen eines Säuglings noch nicht voll entwickelt ist und nur wenig Magensäure sekretiert, kann er das Laktoferrin problemlos aufnehmen. Das Laktoferrin wird bei ihm nicht aufgespalten. Das zeigt doch ganz klar, dass Muttermilch nicht für Erwachsene bestimmt ist.

Kuhmilch ist für die menschliche Ernährung nicht geeignet, auch wenn es sich um frische Rohmilch handelt. Aus

Rohmilch, die ohnehin nicht so gut für die Gesundheit ist, machen wir nämlich ein noch schlechteres Nahrungsmittel, indem wir sie homogenisieren und pasteurisieren. Und obendrein zwingen wir unsere Kinder, sie zu den Schulmahlzeiten zu trinken.

Laktose ist ein Zuckerstoff, der nur in der Milch von Säugetieren vorkommt. Ein weitverbreitetes Verdauungsproblem in Japan hat seine Ursache darin, dass nur sehr wenige Japaner über eine ausreichend große Menge des Enzyms Laktase verfügen, um Laktose zu verdauen. Kleinkindern steht genügend Laktase zur Verfügung, aber seine Menge nimmt mit zunehmendem Alter ab. Bei vielen Menschen im Fernen Osten zeigen sich Symptome wie Magenknurren oder Durchfall, wenn sie Milch trinken, und das ist eine Folge von Laktasemangel. Menschen, bei denen dieses Enzym ganz fehlt oder nur in minimaler Menge vorhanden ist, leiden unter sogenannter Laktoseintoleranz. Im Westen sind davon nur wenige betroffen, aber fast 85 Prozent der erwachsenen Japaner haben einen Mangel an Laktase, obwohl auch dort allen neugeborenen gesunden Babys genügend Laktase zur Verfügung steht. Dabei liegt der Laktosegehalt der Muttermilch mit 7 Prozent deutlich höher als bei Kuhmilch mit 4,5 Prozent. Da nur Säuglinge die laktosereiche Muttermilch trinken und verdauen können, will die Natur uns damit zweifellos sagen, dass Milch kein Getränk für Erwachsene ist. Deshalb möchte ich allen, die auf Milch einfach nicht verzichten wollen, dringend raten, weniger Milch zu trinken und wenn, dann möglichst Milch, die nicht homogenisiert und nur bei niedriger Temperatur pasteurisiert wurde. Kinder und Erwachsene, die keine Milch mögen, sollte man niemals zum Trinken zwingen, denn Milch tut dem Körper überhaupt nicht gut.

Wenn man Fleisch im Übermaß verzehrt

Bei der Ernährung nach der Shinya-Methode empfehle ich meinen Patienten, vor allem Getreide und Gemüse und weniger tierisches Eiweiß wie Fleisch, Fisch, Milchprodukte und Eier (insgesamt höchstens 15 Prozent) zu essen. Dagegen propagieren die Ernährungsfachleute gegenwärtig den Verzehr von tierischem Eiweiß, weil es so viele ideale Nährstoffe enthält, die im Magen-Darm-Trakt in Aminosäuren zerlegt und resorbiert werden und aus denen dann Blut und Muskeln gebildet werden.

Doch ein Lebensmittel mag noch so gut sein, es wird zu Gift für den Organismus, wenn man es über das notwendige Maß hinaus verzehrt. Das trifft besonders auf das tierische Eiweiß zu. Denn wenn man zu viel davon konsumiert, wird es im Verdauungssystem nicht mehr vollständig aufgespalten und resorbiert, sondern zersetzt sich stattdessen im Dickdarm. Dabei entstehen größere Mengen von Toxinen, zu denen vor allem Substanzen wie Schwefelwasserstoff, Indol, Methan, Ammoniak, Histamin und Nitrosamin gehören. Zusätzlich werden auch freie Radikale gebildet. Um den Organismus von diesen toxischen Substanzen zu befreien, werden in Darm und Leber große Mengen von Enzymen benötigt.

Der notwendige tägliche Proteinbedarf beträgt ungefähr ein Gramm pro Kilo Körpergewicht. Das bedeutet, dass für eine Person mit 60 Kilo Gewicht 60 Gramm tierisches Eiweiß am Tag ausreichen. Tatsächlich zeigen aber die statistischen Daten, dass japanische Männer im Durchschnitt täglich 84,9 Gramm Protein zu sich nehmen. Das entspricht der Menge, die die meisten Amerikaner konsumieren, und das ist offensichtlich zu viel für Japaner.

Im Übermaß zugeführtes Eiweiß wird letzten Endes mit dem Urin ausgeschieden, richtet aber bis dahin im Körper ziemlichen Schaden an. Zuerst werden die überschüssigen Proteine von den Verdauungsenzymen in Aminosäuren zerlegt. Diese Aminosäuren werden anschließend in der Leber weiter aufgespalten, bevor sie in die Blutbahn abgegeben werden. Weil das Blut dadurch saurer wird, werden den Knochen und Zähnen große Mengen Kalzium entzogen, um diese Säuren zu neutralisieren. Kalzium und oxidiertes Blut werden dann durch die Nieren gefiltert, und zuletzt wird das überschüssige Eiweiß zusammen mit einer großen Menge Wasser und Kalzium ausgeschieden. Selbstverständlich werden bei diesen Stoffwechselvorgängen auch viele Enzyme verbraucht.

Wenn Sie große Mengen an Eiweiß in Form von Fleisch (inklusive fleischhaltiger Fertignahrung) und Milch (inklusive Milchprodukte) konsumieren, kann das in Ihrem Körper sogar noch einen weiteren Schaden anrichten. Warum? Da tierische Nahrung keine Faserstoffe enthält, beschleunigt sich dadurch die Degeneration Ihrer Magen-Darm-Merkmale. Faserstoffe sind unverdauliche Substanzen, die durch unsere Verdauungsenzyme nicht aufgespalten werden. Typische Beispiele dafür sind Zellulose und Pektin aus Pflanzen und Chitin aus den Schalen von Krabben und Garnelen. Wenn Sie eine Menge Fleisch verzehren, ohne ausreichend Faserstoffe zuzuführen, nimmt die Stuhlmenge ab. Das verursacht Verstopfung und stagnierenden Stuhl. Wenn man diesen Zustand sich selbst überlässt, bilden sich in der Darmwand allmählich Divertikel, beutelähnliche Ausstülpungen, in denen sich Toxine und Stuhl ansammeln, und das kann zur Entstehung von Polypen und Krebs beitragen.

Bis jetzt habe ich im Zusammenhang mit tierischem Eiweiß nur über Fleisch gesprochen, aber auch anderes tierisches Eiweiß wie Fisch birgt bei übermäßigem Konsum dieselben Risiken. Meine klinischen Daten haben jedoch gezeigt, dass es einen entscheidenden Unterschied zwischen dem »Darm von Fleischessern« und dem »Darm von Fischessern« gibt: Bei Personen, bei denen Fisch in der Ernährung an erster Stelle steht, entwickeln sich keine Divertikel, ganz gleich, wie schlecht die Merkmale ihres Magen-Darm-Trakts sein mögen. Heute kann man in der medizinischen Fachliteratur lesen, dass der übermäßige Verzehr von faserstoffarmer Nahrung, sei es Fleisch, Fisch oder Milch(produkten), zu Divertikeln führt. Bei meinen eigenen Untersuchungen hat sich jedoch ergeben, dass Personen, die sehr wenig oder kein Fleisch, aber viel Fisch essen, an den Darmwänden zwar Verhärtungen und Spasmen aufweisen, dass sich jedoch der Zustand ihres Darms nicht so weit verschlechtert, dass sich Divertikel bilden.

Wie erklären sich diese Unterschiede bei den Magen-Darm-Merkmalen? Nach meiner Ansicht hängt das mit den Fetten in Fleisch und Fisch zusammen. Gesättigte Fettsäuren (im Fleisch) sind schlecht für die Gesundheit, während die ungesättigten Fettsäuren (im Fisch) gut sind, weil sie den Cholesterinspiegel senken. Das lässt sich auch einfacher erklären, indem man die menschliche Körpertemperatur zum Maßstab nimmt. Das Fett von Tieren mit höherer Körpertemperatur als der Mensch sollte als schädlich, das Fett von Tieren mit niedrigerer Temperatur als der Mensch kann als nützlich angesehen werden. So ist die Körpertemperatur von Kühen, Schweinen und Vögeln mit 38,5 bis 40 °C höher als die Temperatur des Menschen. Mit 41,5 °C ist die Körpertemperatur eines Hähnchens sogar noch höher. Die Fette dieser Tiere sind bei der Körpertemperatur des betreffenden Tieres am stabilsten. Diese Fette werden aber klumpig und verhärten sich, wenn sie in das kältere Milieu des menschlichen Körpers gelangen. Dieses klumpige Fett verdickt das Blut. Verdicktes Blut fließt nicht mehr gut, stagniert und verklumpt innerhalb der Blutgefäße. Diese Vorgänge bezeichne ich als »Blutverschmutzung«.

Dagegen gehören Fische zu den poikilothermischen (wechselwarmen) Lebewesen, deren Körpertemperatur unter normalen Bedingungen deutlich niedriger als die des Menschen ist. Was geschieht nun, wenn ihr Fett in den menschlichen Organismus gelangt? Wenn man zum Beispiel Fett in einer Pfanne erhitzt, schmilzt es und wird dünnflüssig. Dasselbe geschieht auch mit Fischöl im menschlichen Körper. Das Öl aus den Fischen macht das Blut leichtflüssiger und senkt den Spiegel des schlechten Cholesterins im Blut. Deshalb ist es eindeutig besser für den menschlichen Organismus, sein tierisches Eiweiß aus Fisch zu beziehen als aus Fleisch.

Sechs Gründe, warum proteinreiche Kost der Gesundheit schadet

1. Giftstoffe aus Fleisch sind kanzerogen.

Jede Zelle enthält DNA (engl. *deoxyribonucleic acid* – Desoxyribonukleinsäure), eine chemische Verbindung, die den Plan für den ganzen Körper und seine Funktionen enthält. Toxische Abfallprodukte bei der Verdauung von großen Mengen an tierischem Fett und Eiweiß können die DNA beschädigen und kanzerogen wirken. Die Krebszellen können sich dann weiter vermehren. Unser Blut enthält vor allem rote und weiße Blutkörperchen sowie Lymphozyten. Die weißen Blutkörperchen und die Lymphozyten attackieren »Feinde« wie Bakterien und Viren, um sie unschädlich zu machen. Wenn diese Abwehrzellen beschädigt werden, funktioniert der Verteidigungsmechanismus des Körpers an der Frontlinie nicht mehr richtig. Die Folge können Anfälligkeit für Infektionen oder die Entstehung anomaler Krebszellen sein.

2. Proteine verursachen Allergien.

Proteine, die nicht in ihre Nährstoffbestandteile aufgespalten wurden, gelangen durch die Darmwand als Fremdkörper in die Blutbahn. Das geschieht häufig bei Kleinkindern, deren Körper dann allergisch reagiert. Diese Art von Eiweißallergie wird meistens durch Milch und Eier verursacht. Übermäßige Zufuhr von tierischem Eiweiß und die daraus resultierenden allergischen Reaktionen sind die Ursache für das häufige Auftreten von Neurodermitis, Nesselsucht, Kollagenosen, Dickdarmentzündung und Morbus Crohn.

3. Ein Übermaß an Protein belastet Leber und Nieren.

Ein Übermaß an Eiweiß im Körper, das zuerst in Aminosäuren aufgespalten und dann mit dem Urin ausgeschieden werden muss, belastet Leber und Nieren in erheblichem Maße.

4. Übermäßige Proteinzufuhr verursacht Kalziummangel und Osteoporose.

Wenn große Mengen Aminosäuren in die Blutbahn gelangen, wird das Blut sauer. Um die Säuren zu neutralisieren, wird Kalzium benötigt. Deshalb verursacht übermäßige Proteinzufuhr Kalziumverlust. Außerdem ist der Phosphorgehalt von Fleisch sehr hoch, und das Verhältnis von Kalzium zu Phosphor im Blut muss zwischen 1:1 und 1:2 liegen. Eine Ernährung, durch die der Phosphoranteil einseitig erhöht wird, veranlasst den Körper dazu, den Zähnen und den Knochen Kalzium zu entziehen, um für das Säure-Basen-Gleichgewicht zu sorgen. Dazu kommt, dass sich Kalzium-phosphat bildet, wenn sich Überschüsse von Kalzium und Phosphor im Körper befinden. Da der Körper diese Verbindung nicht verarbeitet, wird sie ausgeschieden, und das erhöht ebenfalls den Kalziumverlust und das Risiko von Osteoporose. Aus diesen Gründen leiden viele Menschen in Ländern mit einer an tierischem Eiweiß reichen Kost an Osteoporose. Die Knochen werden porös, wenn ihnen zu viel Kalzium entzogen wird.

5. Übermäßige Proteinzufuhr verursacht Energiemangel.

Verdauung und Stoffwechsel verbrauchen eine Menge Energie. Wenn überschüssiges Eiweiß nicht vollständig verdaut und resorbiert wird, führt das im Darm zu Fäulnisvorgängen und zur Bildung toxischer Nebenprodukte. Zur Entgiftung und Beseitigung dieser schädlichen Substanzen wird viel Energie benötigt, und gleichzeitig entsteht dabei eine Menge freier Radikale. Diese sind unter anderem auch verantwortlich für den Alterungsprozess, Krebs, Herzbeschwerden und Arteriosklerose.

6. Übermäßige Proteinzufuhr kann zu ADHS* bei Kindern beitragen.

Studien jüngeren Datums haben gezeigt, dass die Zahl der Kinder zunimmt, die sich nur für kurze Zeit konzentrieren können und zu Wutausbrüchen neigen. Lebensmittel und Ernährung können signifikante Auswirkungen auf das kindliche Verhalten und seine soziale Anpassungsfähigkeit haben. Heutzutage besteht bei Kindern zu Hause und in der Schule eine zunehmende Tendenz, stark verarbeitete Nahrung in großen Mengen zu konsumieren. Diese Nahrungsmittel enthalten nicht nur verschiedene chemische Zusatzstoffe, sondern wirken im Stoffwechsel auch säurebildend. Während viele Kinder und Jugendliche Gemüse und Obst meiden, essen sie gern in größeren Mengen tierisches Eiweiß und raffinierten Zucker. Da dies aber den Kalzium- und Magnesiumbedarf des Organismus erhöht, kann das zu Mangelzuständen führen, und weil Mineralstoffmangel das Nervensystem beeinträchtigt, kann das verstärkte Nervosität und Reizbarkeit hervorrufen.

Essen Sie Fische frisch

Fische lassen sich generell in Fische mit rotem Fleisch und in solche mit weißem Fleisch unterteilen. Weißes Fischfleisch

* ADHS = Aufmerksamkeitsdefizit-Hyperaktivitätsstörung

gilt gewöhnlich als gesünder, denn rotes Fischfleisch oxidiert schneller, weil es eine Menge Eisen enthält. Thunfisch und Bonito gehören zu den Fischen mit rotem Fleisch, da ihr Muskelgewebe rot gefärbt ist. Die Rotfärbung entsteht, weil die Muskeln einen größeren Anteil einer speziellen Eiweiß-verbindung enthält, das sogenannte Myoglobin. Myoglobin ist eine Eiweißverbindung mit kugelförmiger Struktur, die Sauerstoff speichern kann. Es wird aus einer Polypeptidket-te (speziellen Aminosäureverbindungen) und Polyferrin (ei-ner organischen Eisenverbindung) gebildet. Myoglobin gibt es auch in den Muskeln von Säugetieren, die lange Zeit un-ter Wasser schwimmen, wie Walen, Delphinen und Robben. Denn Myoglobin hat die Eigenschaft, Sauerstoff in den Zel-len zu speichern, bis er im Stoffwechsel benötigt wird. Die Muskeln von Säugetieren sind im Allgemeinen ebenfalls durch Myoglobin rot gefärbt.

Weil Thunfisch und Bonito reich an Myoglobin sind, oxi-diert ihr Fleisch sofort, wenn es beim Filettieren mit Luft in Berührung kommt. Aus diesem Grund gilt rotes Fischfleisch als relativ ungesund. Dagegen enthält weißes Fischfleisch kein Myoglobin und oxidiert daher nicht so schnell, wenn solche Fische ausgenommen und filettiert werden. Rotes Fischfleisch enthält jedoch mehr antioxidative Substanzen (wie DHA und EPA). Außerdem kann Myoglobin in seiner na-türlichen Form mit einer Menge Eisen aufwarten und ist des-halb gut für Menschen, die unter Anämie leiden. Aber wenn diese Form von Eisen oxidiert, kann es im Körper mehr Scha-den als Nutzen bewirken. Deshalb sollten Sie auf die Frische achten, wenn Sie Fisch mit rotem Fleisch essen wollen.

Ich esse gern Sushi mit Thunfischbelag, und wenn ich mir das manchmal bestelle, lasse ich immer die obersten fünf Millimeter vom Anschnitt wegschneiden, bevor das Sushi für mich zubereitet wird. Ferner gibt es eine lokale Spezialität in der Präfektur Kōchi (auf der Insel Shikoku am Pazifik) namens *katsuo no tataki* (angebratener roher Bonito). Bei der Zubereitung wird allein die Oberfläche des Fisches ganz kurz angebraten. Das verändert die Eigenschaften des Proteins und verhindert so die Oxidation, wenn der Fisch mit Luft in Berührung kommt. Zusätzlich hat diese Zubereitungsmethode noch den Vorteil, Parasiten abzutöten, die sich häufig in der Fischhaut sammeln. So lässt sich mit geringem Zeit- und Energieaufwand Fisch mit rotem Fleisch in ein hochwertiges Lebensmittel verwandeln.

Trotzdem möchte ich noch einmal betonen, dass Sie nicht zu viel Fisch essen sollten, denn auch Fisch ist tierisches Eiweiß. Außerdem haben in jüngster Zeit Untersuchungen ergeben, dass der Quecksilbergehalt im Thunfisch zunimmt. Bei Blutuntersuchungen hat man bei einigen Menschen einen extrem hohen Quecksilberspiegel im Blut entdeckt. Wenn Sie selbst häufig Thunfisch essen, möchte ich Ihnen raten, sich einmal untersuchen zu lassen. Wir müssen uns alle klarmachen, dass die Verschmutzung von Boden und Meer unsere Gesundheit direkt beeinflusst, und uns entsprechend vorsichtig verhalten.

Die ideale Kost besteht zu 85 Prozent aus pflanzlicher Nahrung

Bei der Shinya-Methode wird eine Kost empfohlen, die sich aus 85 Prozent Gemüse und 15 Prozent Fleisch zusammensetzt. Deshalb werde ich oft gefragt: »Wird es mir nicht an essenziellen Proteinen fehlen, wenn ich den Fleischanteil in meiner Ernährung so stark reduziere?« Leute, die diese Frage stellen, beruhige ich mit dem Hinweis, dass man selbst mit vegetarischer Kost genügend Eiweiß bekommen kann.

Wie bei Tieren und Pflanzen ist der menschliche Körper in erster Linie aus Proteinen aufgebaut. Aber selbst wenn Sie viel proteinhaltige Nahrung wie Fleisch oder Fisch verzehren, bedeutet das noch nicht zwangsläufig, dass dieses Protein direkt zum Aufbau Ihres Körpers verwendet werden kann. Denn Proteine sind aus Aminosäuren zusammengesetzt, und Aminosäuren sind in ihren Strukturen verschieden. Proteine werden im menschlichen Darm erst resorbiert, nachdem sie von Verdauungsenzymen aufgespalten wurden. Die aufgenommenen Aminosäuren werden anschließend wieder zu den benötigten Proteinen synthetisiert.

Es gibt ungefähr zwanzig Aminosäuren, aus denen menschliche Proteine gebildet werden können. Von diesen zwanzig können acht nicht im menschlichen Körper synthetisiert werden. Diese acht essenziellen Aminosäuren sind Lysin, Methionin, Tryptophan, Valin, Threonin, Leucin, Isoleucin und Phenylalanin. Sie sind deshalb so wertvoll, weil es zu ernsthaften Stoffwechselstörungen kommen kann, wenn auch nur eine davon fehlt. Daher ist es unbedingt notwendig, sie täglich mit der Nahrung aufzunehmen.

Tierische Proteine gelten als hochwertig, da sie alle essenziellen Aminosäuren enthalten. Aus diesem Grund empfehlen moderne Ernährungswissenschaftler, jeden Tag tierisches Eiweiß zu verzehren. Aber auch in pflanzlichen Proteinen finden sich viele, wenn auch nicht alle essenziellen Aminosäuren. Körner, Getreide, Hülsenfrüchte, Gemüse, Pilze, Früchte und Meeresgemüse enthalten eine Menge Aminosäuren. Viele Leute sind ganz überrascht, wenn sie erfahren, dass *Nori* bis zu 37 Prozent Protein enthält. *Kombu**, ein anderes Meeresgemüse, ist ein wahres Schatzhaus voll Aminosäuren.

Unter allen pflanzlichen Lebensmitteln gelten Sojabohnen als das »Fleisch des Ackers«, denn sie enthalten eine Fülle von Aminosäuren. Der Gehalt an essenziellen Aminosäuren in Sojabohnen liegt kaum unter dem von Fleisch, mit Ausnahme des Threonins, bei dem dieser Wert leicht unterhalb des Standardwerts liegt. Natürlich ist es auch nicht gesund, zu viel pflanzliches Eiweiß zu verzehren, wenn man aber bedenkt, dass Gemüse kein tierisches Fett, dafür aber eine ganze Menge Faserstoffe enthält, möchte ich Ihnen doch empfehlen, dass Sie bei Ihrer Kost den Schwerpunkt auf pflanzliches Eiweiß legen, das Sie von Zeit und Zeit mit etwas tierischem Protein – vorzugsweise in Form von Fisch – ergänzen.

---

* Zu *Nori* und *Kombu* s. hinten Anhang, Heilnahrung, S. 232f.

Wenn man die verschiedenen Pflanzen einzeln betrachtet, stellt man fest, dass natürlich keine einzige Gemüseart alle essenziellen Aminosäuren auf einmal enthält. Aber normalerweise besteht unser Essen nicht aus einer einzigen Lebensmittelsorte. Eine typische traditionelle japanische Mahlzeit setzt sich zusammen aus Reis (Getreide) als Hauptnahrungsmittel, einem Gemüsegericht, Gemüsebeilagen und Suppe. Daher kann man sich mit einer rein vegetarischen Kost ausreichend mit essenziellen Aminosäuren versorgen, wenn man die verschiedenen Zutaten und Gerichte geschickt kombiniert.

Weißer Reis ist ein totes Nahrungsmittel

In jüngster Zeit haben viele Japaner ihren Reiskonsum reduziert, weil sie meinen, Kohlenhydrate würden dick machen. Diese Meinung ist aber falsch. Meine Kost besteht zu 40 bis 50 Prozent aus Getreide, aber ich nehme nie zu, weil die Zusammensetzung ausgewogen ist. Mein Grundnahrungsmittel ist aber nicht der polierte weiße Reis, den die allermeisten Menschen in Asien bevorzugen. Ich esse braunen Naturreis, dem ich andere Getreidearten wie gequetschte Gerste, Hirse, Buchweizen, Quinoa, Amaranth oder Hafer hinzufüge. Diese Körner mische ich unter den Naturreis und verzehre diese Mischung als meine Grundnahrung. Ich nehme dazu nur frische, unpolierte ganze Getreidekörner aus organischem Anbau.

Natürlich ist es nicht das ganze Jahr über möglich, frisch geernteten Reis zu kaufen, denn die Erntesaison ist zeitlich begrenzt. Deshalb kaufe ich vakuumverpackten Reis, um zu verhindern, dass der Reis mit Sauerstoff in Berührung kommt. Nach dem Öffnen der Packung versuche ich, den Inhalt innerhalb von zehn Tagen aufzubrauchen, weil Reis an der Luft oxidiert. Allerdings oxidiert geschälter Reis wesentlich schneller als brauner Naturreis, da die Schale entfernt wurde.

Reis ist das Samenkorn der Reispflanze. Dieses Korn ist in seinem ursprünglichen Zustand von einem Hüllblatt umgeben. Wenn diese Hülle entfernt wird, bleibt das übrig, was gewöhnlich brauner (Natur-)Reis genannt wird. Wenn man dann die Kleieschichten der Schale entfernt, bleibt der Reiskeim übrig. Nach Entfernung des Reiskeims (Albumin) bleibt zuletzt weißer Reis übrig. Die meisten Leute essen lieber polierten Reis, weil er weiß und weich ist, süßlich schmeckt und besser aussieht, aber in Wirklichkeit handelt es sich bei weißem Reis um ein Produkt, dessen wichtigste Bestandteile entfernt wurden. Deshalb kann man ihn als totes Nahrungsmittel bezeichnen.

Wenn Sie geschälte Äpfel oder Kartoffeln offen liegen lassen, oxidieren sie rasch und laufen braun an. Ebenso oxidiert der geschälte und polierte weiße Reis viel schneller als Naturreis, auch wenn sich seine Farbe nicht ändert. Weißer Reis schmeckt wirklich köstlich, wenn er frisch von der Poliermaschine kommt, denn dann ist er noch nicht oxidiert.

Da weißer Reis aber seine Kleie und seinen Keim verloren

hat, wird er, wenn man ihn in Wasser einweicht, höchstens etwas aufquellen, ohne zu keimen. Wenn man dagegen Naturreis bei der richtigen Temperatur in Wasser legt, kann er keimen. Daher ist er lebendige Nahrung mit dem Potenzial, neues Leben sprießen zu lassen.

In Pflanzensamen sind zahlreiche Enzyme enthalten, damit die Pflanze keimen kann, wenn der Samen in ein geeignetes Milieu gesetzt wird. Samen enthalten auch Trypsininhibitoren*, die den Samen daran hindern, von allein zu keimen. Weil größere Mengen von Verdauungsenzymen benötigt werden, um diese Trypsininhibitoren zu neutralisieren und zu verdauen, ist es schädlich, Getreidekörner, Bohnen und Kartoffeln roh zu verzehren. Besser ist es, sie gekocht zu essen, da Trypsininhibitoren bei Hitze zerfallen und leichter verdaulich werden.

Unbehandelte Getreidekörner sind voll gepackt mit gesunden, wertvollen Inhaltsstoffen. Sie enthalten in ausgewogener Zusammensetzung wichtige Nährstoffe wie Proteine, Kohlenhydrate, Fette, Faserstoffe, Vitamin B1 und Vitamin E sowie Mineralstoffe wie Phosphor und Eisen. Da der Keim besonders nährstoffreich ist, sollte man diesen eigentlich beim Polieren intakt lassen. Unabhängig von seiner Qualität besitzt weißer Reis jedoch nur ungefähr ein Viertel der Nährstoffe von Naturreis.

---

* Trypsininhibitoren kommen vor allem in Hülsenfrüchten (vor allem in der Sojabohne) vor. Es handelt sich um Bestandteile des Bohnenproteins, die den Proteinstoffwechsel des Menschen teilweise hemmen können.

Viele Leute beklagen sich, dass Naturreis schwer zu kochen sei, aber heutzutage gibt es elektrische Reiskocher, mit denen das kein Problem mehr ist. In Japan ist es auch möglich, *hatsuga-mai* – leicht angekeimten Naturreis – zu kaufen. Diese Art von Reis lässt sich auch in normalen Reiskochern, die für Naturreis ungeeignet sind, schmackhaft zubereiten. Weizen in ungeschältem Zustand ist ebenfalls ein gesundes Lebensmittel. Dagegen sinkt sein Nährwert deutlich, wenn er geschält und poliert wird. Wenn Sie gern Brot und Teigwaren essen, sollten Sie darauf achten, dass sie aus Vollkornmehl hergestellt sind.

Warum hat der Mensch 32 Zähne?

Wie bereits ausgeführt, besteht eine ideale Ernährung aus 85 Prozent Gemüse und 15 Prozent tierischem Eiweiß. Tatsächlich bin ich durch Betrachtung des menschlichen Gebisses auf dieses Verhältnis gekommen, denn am Gebiss kann man ablesen, welche Art von Nahrung eine bestimmte Spezies zu sich nehmen sollte. So sind zum Beispiel die Zähne von Fleischfressern alle scharf wie unsere Eckzähne und daher gut geeignet, um Fleisch von der Beute zu reißen. Im Gegensatz dazu haben Pflanzenfresser Zähne, die unseren Schneidezähnen gleichen: Sie sind schmal und eckig und eignen sich zum Abbeißen von Pflanzenteilen. Außerdem haben sie Mahlzähne, mit denen sie die abgebissenen Pflanzenteile zermahlen.

Nach meiner Überzeugung kann man die Absichten der Natur erkennen, wenn man sich das Gebiss eines Tieres anschaut, denn Art und Anzahl der Zähne sagen uns, welche Nahrung sich für eine bestimmte Spezies am besten eignet. Vielleicht halten Sie diese Idee für abwegig, aber sie ist in Wirklichkeit nicht so neu. Schon in der Vergangenheit wurde erkannt, dass eine eindeutige Beziehung zwischen dem Gebiss und der idealen Nahrung besteht.

Menschen haben einschließlich der Weisheitszähne 32 Zähne, die sich wie folgt verteilen: je zwei Paar Schneidezähne (Vorderzähne) im Ober- und im Unterkiefer, je ein Paar Eckzähne oben und unten und je fünf Paar Backenzähne oben und unten. Daraus ergibt sich beim Menschen folgendes Verhältnis: 1 (Eckzähne) zu 2 (Schneidezähne) zu 5 (Backenzähne) – 1 Eckzahn für Fleisch, und 2 Schneidezähne plus 5 Backenzähne gleich 7 Zähne für Gemüse.

Auf die Zusammensetzung der menschlichen Ernährung angewandt, ergibt das ein Verhältnis von 1 zu 7, also 15 Prozent tierisches Eiweiß und 85 Prozent Gemüse.

Zusammenfassend möchte ich als beste und ausgewogenste Kost empfehlen:

- Das Verhältnis von pflanzlicher zu tierischer Nahrung sollte 85 bis 90 Prozent zu 10 bis 15 Prozent betragen.
- Insgesamt sollte der Anteil an Getreide 50 Prozent, an Gemüse und Obst 35 bis 40 Prozent und an tierischem Eiweiß 10 bis 15 Prozent betragen.

- Wir sollten das ganze, unbearbeitete Getreidekorn essen; Getreide sollte 50 Prozent unserer Nahrung ausmachen.

Vielleicht halten Sie den Gemüseanteil für unverhältnismäßig hoch, aber ein Blick auf den Schimpansen, dessen Gene mit 98,7 Prozent Übereinstimmung den Genen des Menschen am nächsten kommen, zeigt, dass seine Nahrung zu über 95 Prozent aus pflanzlicher Kost besteht. Sie setzt sich zusammen aus 50 Prozent Früchten, 45 Prozent Nüssen, Knollen und Wurzeln, und die restlichen 5 Prozent sind tierischen Ursprungs und bestehen vor allem aus Insekten wie zum Beispiel Ameisen. Schimpansen fressen nicht einmal Fisch.

Ich habe auch den Magen-Darm-Trakt von Schimpansen mit dem Endoskop untersucht. Er ist dem des Menschen so ähnlich, dass ich nicht zwischen Mensch und Schimpanse unterscheiden könnte, wenn ich mir nur das Verdauungssystem anschaute. Was mich dabei am meisten überraschte, war die Tatsache, dass Magen und Darm von Schimpansen wirklich sauber waren. Anders als wir Menschen sterben Wildtiere ziemlich bald, wenn sie krank werden. Sie wissen instinktiv, welche Nahrung sie am Leben erhält und ihre Gesundheit schützt. Ich denke, es ist für uns Menschen wichtig, von der Natur zu lernen und mit größerer Bescheidenheit zu den Grundlagen unserer Ernährung zurückzukehren.

Schlank durch gutes Kauen

Im ersten Kapitel habe ich erklärt, warum normale, gut gekaute Kost für die Verdauung besser ist als Schleim, Brei
oder Grütze, die gewöhnlich nicht gut gekaut werden. Aber
gutes Kauen hat noch weitere Vorteile, zu denen vor allem
die Schonung der Enzymvorräte gehört. Ich selbst bemühe
mich immer, jeden Bissen 30- bis 50-mal zu kauen. Normale
Nahrung wird dabei vollständig breiig und lässt sich ohne
Mühe schlucken. Aber wenn es sich um harte oder schwer
verdauliche Sachen handelt, kaue ich jeden Bissen 70- bis
75-mal. Denn der menschliche Organismus ist so eingerichtet, dass die Speicheldrüsen umso mehr Speichel absondern,
je mehr man kaut, und wenn dieser sich gut mit der Magensäure und den Verdauungssekreten vermischt, können die
Verdauungsvorgänge reibungslos ablaufen.

Die Darminnenwand kann Partikel bis zu 15 µ (Mikro-
meter) Durchmesser absorbieren, aber alles, was größer ist,
wird ausgeschieden. Wenn Sie also nicht gut kauen, wird
das meiste, was Sie essen, ausgeschieden, ohne vom Organismus aufgenommen zu werden. Wenn ich das erkläre, ent-
gegnen mir junge Frauen oft: »Wenn es nicht aufgenommen
wird, werde ich auch nicht zunehmen. Ist das nicht gut so?«
Aber die Verhältnisse sind nicht so einfach. Im Darm kommt
es zu Zerfall und anomaler Fermentation, wenn Teile der
Mahlzeiten nicht verdaut und resorbiert werden, wie zum
Beispiel bei übermäßiger Nahrungszufuhr. Bei den Zerfalls-
vorgängen entstehen verschiedene Toxine, durch die wiederum große Mengen an Enzymen aufgebraucht werden. Da

außerdem die Differenz in den Absorptionsraten von leicht verdaulicher und schwer verdaulicher Nahrung ziemlich groß ist, kann es dazu kommen, dass es Ihnen letztlich an bestimmten Nährstoffen mangelt, auch wenn Ihre Kost ausgewogen ist. Dabei besteht vor allem ein gewisses Risiko, dass es an Mikronährstoffen und Spurenelementen mangelt.

In jüngster Zeit nimmt die Zahl der Menschen zu, die wegen ungebremster Nahrungsaufnahme an Gewicht zunehmen, aber an einem Mangel essenzieller Nährstoffe leiden. Die Ursache dafür ist gewöhnlich eine unausgewogene Ernährung in Verbindung mit Verdauungsstörungen und mangelhafter Resorption, weil die Nahrung nicht genügend gekaut wurde.

Gut zu kauen ist tatsächlich eine gute Methode, um abzunehmen, weil das auch bedeutet, dass die Mahlzeiten länger dauern. Da während des Essens der Blutzuckerspiegel steigt und der Appetit dadurch gezügelt wird, hat das zur Folge, dass Sie sich nicht überessen. Wenn Sie gut kauen, stellt sich auch das Sättigungsgefühl früher ein. Auf diese Weise müssen Sie nicht gar so viel Willenskraft und Selbstdisziplin aufbringen, um die Nahrungsmenge zu reduzieren. Sie werden einfach weniger essen wollen.

Ein anderer Nutzen des guten Kauens besteht darin, dass dabei Parasiten getötet werden. Heutzutage findet man im Gemüse zwar keine Insekten mehr, dafür gibt es aber noch Parasiten in Bonitos, Tintenfischen und Süßwasserfischen. Da diese winzigen Parasiten nur etwa 4 bis 5 Millimeter groß sind, werden sie einfach hinuntergeschluckt, wenn wir nicht gut kauen, und können sich dann von unseren inneren

Organen ernähren. Diese Parasiten werden aber bereits im Mund getötet, wenn wir 50- bis 70-mal kauen.

Sobald Sie anfangen, gute Zutaten für Ihre Mahlzeiten auszuwählen, werden Sie von selbst zu biologisch angebautem Gemüse und Wildfisch (anstelle von Zuchtfisch) greifen. Solche Lebensmittel können von Insekten und Parasiten befallen sein. Sie sollten sich deshalb aber keine Sorgen machen, denn gutes Kauen bewahrt Sie vor potenziellen Risiken. Manche Leute mögen glauben, je mehr man kaut, desto mehr Speichel wird im Mund gebildet, und desto mehr Enzyme werden verbraucht. Aber das ist nicht der Fall. Die Menge an Enzymen, die durch gutes Kauen verbraucht wird, ist viel geringer als die, die zur Verdauung ungenügend gekauter Nahrung im Magen benötigt wird. Und auf diese Weise wird durch gutes Kauen auch der Hunger unterdrückt. Wenn die zugeführte Nahrungsmenge abnimmt, braucht man wiederum weniger Enzyme für Verdauung und Nährstoffaufnahme. Im Hinblick auf den gesamten Organismus führt gutes Kauen also zur Schonung der Enzymvorräte. Das bedeutet, dass unser Basisenzym nicht im Übermaß verbraucht wird und deshalb mehr davon übrig bleibt, um für die Regulierung der Homöostase sowie für Entgiftung, Zellreparatur und Energiehaushalt zu sorgen. Das führt dazu, dass sich die Widerstandskraft und das Immunsystem verbessern und Ihnen ein langes Leben zuteilwird.

Wenn wir uns nicht überessen, wird der größte Teil des Essens vollständig verdaut und resorbiert, und das Risiko, dass sich im Darm unverdaute und nicht aufgenommene Nahrung zersetzt und sich Toxine bilden, ist wesentlich geringer. Dadurch werden die für die Entgiftung benötigten Enzyme ebenfalls geschont. In der Tat werden sich die Merkmale Ihres Magens und Darms innerhalb von ungefähr sechs Monaten verbessern, wenn Sie die Shinya-Methode praktizieren, und auch der unangenehme Geruch von Stuhl und Gas wird nachlassen.

Seit Jahrhunderten ist bekannt, dass gutes Kauen und maßvolles Essen der Gesundheit förderlich sind. Der größte Nutzen, den der Mensch davon hat, ist jedoch, dass ein solches Essverhalten den übermäßigen Enzymverbrauch verhindert. Auch wenn das Lebensmittel noch so hochwertig und der Nährstoff noch so wichtig ist, wird die einseitige, übermäßige Zufuhr eines bestimmten Nahrungsmittels dem Körper schaden. Deshalb ist so wichtig, eine ausgewogene Kost zu essen, die aus guten Lebensmitteln besteht, und alles gründlich zu kauen. Wenn Sie diese drei Prinzipien beachten, werden Sie Ihr kostbares Basisenzym sparsam verwenden und bei voller Gesundheit ein langes Leben genießen.

Warum fressen Fleischfresser Pflanzenfresser?

Ein Grundsatz der Ernährung lautet, die Lebensmittel frisch zu essen, denn je frischer sie sind, desto mehr Enzyme sind darin enthalten. Die Nahrungsenzyme können anschließend in Basisenzym ungewandelt werden. Auf der Erde leben zahllose Tierarten, die sich alle auf ihre je eigene Weise ernähren; was sie aber alle gemeinsam haben, ist ihre Vorliebe für enzymreiche Nahrung. Haben wir Menschen dieses Grundgesetz der Natur vergessen?

Moderne Ernährungstheorien wurden aufgestellt, indem man die Nährstoffe in Lebensmitteln analysierte, klassifizierte und die Kalorien zählte. Jedoch den grundlegendsten Faktor, die Enzyme, hat man dabei außer Acht gelassen. Das hat dazu geführt, dass heutzutage viel zu viel tote Nahrung ohne Enzyme verzehrt wird.

Das trifft auch auf die moderne Tiernahrung zu. Heutzutage enthält Tierfutter keine Enzyme mehr, und viele Haustiere leiden unter allen möglichen Krankheiten. Deshalb gebe ich meinen Hunden keine kommerzielle Tiernahrung, sondern füttere sie sogar mit dem gleichen Naturreis, den ich auch esse. Es mag Ihnen seltsam vorkommen, dass Hunde Naturreis fressen, aber sie sind wirklich glücklich und zufrieden, wenn ich sie mit braunem Reis versorge, über den ich etwas *Nori* gestreut habe. Sie mögen auch Gemüse und Obst und streiten sich sogar um leicht gekochte Broccolistängel, die sie mit Genuss verschlingen.

Wenn von Fleischfressern die Rede ist, denken Sie vielleicht, dass diese Tiere ausschließlich Fleisch brauchen, aber das stimmt nicht. Sie benötigen auch Gemüse. Warum fressen sie dann nur Fleisch? Weil sie nicht die nötigen Enzyme haben, um Pflanzen zu verdauen. Das wird klar, wenn man beobachtet, dass Fleischfresser in der freien Natur ausschließlich Pflanzenfresser verzehren. Wenn sie ein pflanzenfressendes Tier erbeutet haben, fressen sie zuerst die Innereien, in denen sich zusammen mit den Enzymen die verspeisten

Pflanzenreste befinden, die gerade verdaut werden. Auf diese Weise holt sich der Fleischfresser die nötige Pflanzenkost.

Fleischfresser ernähren sich ausschließlich von Pflanzenfressern, und Pflanzenfresser ernähren sich ausschließlich von Pflanzen. Das ist ein Naturgesetz. Wenn wir dieses Naturgesetz ignorieren, haben wir mit negativen Folgen zu rechnen. Ein typisches Beispiel dafür ist BSE, der sogenannte Rinderwahnsinn. Obwohl die Ursachen und die Übertragungswege im Einzelnen zurzeit noch nicht völlig geklärt sind, wissen wir, dass es bei BSE zu schwammiger Entartung zellulärer Strukturen im Gehirn kommt, die auf anomale Veränderungen der Prionen zurückzuführen sind.

Was verursacht nun diese Veränderungen? Die bisherigen Forschungen haben ergeben, dass die Entstehung und Verbreitung von BSE mit dem Verfüttern von Tierfutter zusammenhängt, das unter anderem Tiermehl (Pulver aus Abfällen der Fleischverarbeitung) enthält. Die zuständigen Regierungsbehörden in den betroffenen Ländern (einschließlich des Japanischen Ministeriums für Landwirtschaft, Forsten und Fischerei) haben erklärt, BSE sei »auf genetisch verseuchte, pulverisierte Tierknochen« zurückzuführen. Aber ich kann dazu nur sagen, dass das Verfüttern von Knochenpulver an Tiere vor allem ein perverser Verstoß gegen die Naturgesetze ist. Die Praxis, den Rindern pulverisierte Tierknochen ins Futter zu geben, ist eine Folge kurzsichtigen und selbstsüchtigen menschlichen Profitstrebens. Futter aus Tiermehl erhöht den Protein- und Kalziumgehalt in Kuhmilch, und solche Milch lässt sich teurer verkaufen. Aber letztlich werden die Art und Menge der Nahrung, die alle

Lebewesen einschließlich des Menschen essen sollten, von den Gesetzen der Natur bestimmt. Wenn wir sie ignorieren, werden wir kaum gesund leben können.

Wer sich schlecht ernährt, bleibt nicht gesund

In diesem Kapitel ging es um gute Nahrung, die das Leben erhält, und schlechte Nahrung, die der Gesundheit schadet. Die wesentlichen Unterschiede zwischen guter Nahrung und schlechter Nahrung bestehen in dem Gehalt an Enzymen und in der Frische der Lebensmittel. Ich habe auch erklärt, wie wichtig es ist, gute Nahrung in ausgewogener Zusammensetzung zu essen, und auf welche Weise wir diese Nahrung verzehren sollten.

Im Lauf der Evolution haben die Menschen gelernt, ihre Nahrung zu kochen, und die Fähigkeit erworben, verschiedene Arten von Nahrung zu konservieren. Die negative Konsequenz ist jedoch, dass wir durch Erhitzen und Konservieren der Nahrung auch wertvolle Enzyme verlieren. In der Natur gibt es kein wildes Tier, das gekochte oder verarbeitete Nahrung frisst. Daher treten einige Ernährungs- und Gesundheitsexperten dafür ein, ganz auf verarbeitete Nahrung zu verzichten und nur Rohkost zu verzehren, aber das halte ich auch nicht für richtig. Um ein gesundes Leben genießen zu können, ist es für den Menschen wichtig, Freude und Glück zu empfinden. Für uns Menschen ist die Nahrung eine wichtige Quelle des Wohlbefindens. Sie werden nicht gesund bleiben, wenn Sie sich zwingen, schlecht schmeckende Kost zu essen. Deshalb berücksichtigt meine Ernährungsmethode sowohl den Genussfaktor als auch den Gesundheitsfaktor, denn beide sind für die Bewahrung der Gesundheit wichtig. Um die wichtigsten Punkte meiner Methode noch einmal zu wiederholen:

• Halten Sie sich an ein Verhältnis von 85 bis 90 Prozent pflanzlicher Nahrung zu 10 bis 15 Prozent tierischer Nahrung.

• Getreide sollte 50 Prozent, Obst und Gemüse 35 bis 40 Prozent und tierische Produkte 10 bis 15 Prozent ausmachen.

• Die Hälfte Ihrer Nahrung sollte aus unbearbeitetem Getreide bestehen.

• Tierisches Eiweiß sollte von Tieren stammen, deren Körpertemperatur tiefer als die des Menschen ist (wie z. B. von Fischen).

• Essen Sie möglichst frische und unverarbeitete Lebensmittel in natürlichem Zustand.

• Vermeiden Sie möglichst Milch und Milchprodukte. Menschen, die unter Laktoseintoleranz leiden, zu Allergien neigen oder Milch und Milchprodukte nicht mögen, sollten diese Nahrungsmittel völlig meiden.

• Meiden Sie Margarine und Frittiertes.

• Kauen Sie ordentlich und versuchen Sie, kleinere Mahlzeiten zu essen.

Es dürfte Ihnen nicht schwerfallen, gesunde Mahlzeiten zu genießen, wenn Sie die Funktionen Ihres Organismus und die Naturgesetze verstehen und den oben genannten Prinzipien folgen. Am besten ist es, so früh wie möglich mit dieser gesunden Lebensweise zu beginnen. Wenn es Ihnen schmeckt, ist allerdings nichts dagegen einzuwenden, dass Sie ab und zu ein Steak, Käse oder Alkohol genießen. Selbst wenn Sie die Zügel ab und zu einmal schleifen lassen, werden Ihnen ausreichende Mengen des Basisenzyms zur Bewahrung Ihrer Gesundheit zur Verfügung stehen, solange Sie zu 95 Prozent sorgfältig auf Ihre Ernährung achten. Wenn Sie auf Dauer gesunde Lebensgewohnheiten pflegen wollen, ist es wichtig, sie auch *genießen* zu können.

»Was du isst, formt deinen Körper,
und deine Gesundheit hängt von dem ab,
was du isst.«
Dr. Shinya

Kapitel III

Gewohnheiten für Gesundheit
und Vitalität

Unsere Krankheiten haben stets eine Ursache. Vielleicht
sind unsere Essgewohnheiten wirr, die Art und Weise, wie
und wann wir essen, ist ungünstig, unsere Lebensweise ist
chaotisch – oder all diese Ursachen zusammen.

Seit 1990 konnte man in den USA einen stetigen Rückgang der Krebsrate und der Krebstode beobachten. Das
hängt meiner Ansicht nach damit zusammen, dass die
amerikanische Regierung nach der Veröffentlichung des
McGovern-Reports im Jahr 1977 geeignete Ernährungs-
richtlinien zu propagieren begann, die sich allmählich in der
amerikanischen Gesellschaft verbreiteten.

Aber nicht alle Amerikaner essen »gute Mahlzeiten«. Im
heutigen Amerika sind die Menschen umso ernsthafter um
die Verbesserung ihrer Essgewohnheiten bemüht, je höher

sie auf der sozialen Leiter stehen. Die Ernährung von Amerikanern mit wirtschaftlicher Macht, der sogenannten Oberschicht, ist heutzutage recht gut. Sie essen mehr Obst und Gemüse, und auf ihrem Esstisch sieht man weniger fetttriefende Steaks. Deshalb gibt es weniger Übergewichtige in diesem sozialen Umfeld. Angeblich können Dicke in den USA nicht Vorstand einer Firma werden, da die Leute glauben, dass jemand, der nicht einmal seine Gesundheit im Griff hat, auch nicht in der Lage ist, die Geschäfte eines Unternehmens zu managen.

Warum gibt es bei den Essgewohnheiten diesen Unterschied zwischen Oberschicht und dem Rest der Gesellschaft? Ein Grund dafür sind sicher die Kosten. Der Einkauf von frischen Lebensmitteln wie Obst und Gemüse aus organischem Anbau kann ziemlich teuer werden. Ein weiterer wichtiger Faktor, der diesen Unterschied erklärt, besteht meiner Ansicht nach darin, dass intellektuelle Fähigkeiten und Wirtschaftskraft sich direkt proportional zueinander verhalten. Auch wenn man weiß, dass es von der Ernährung abhängt, ob man gesund bleibt oder krank wird, ist doch ein gewisses geistiges Niveau notwendig, um den Ernst dieser Aussage voll und ganz zu erfassen und sie im Alltagsleben umzusetzen. Das hat heute in den USA zu einer Kluft zwischen der gesundheitsbewussten Oberschicht und dem ungesund lebenden Rest der Gesellschaft geführt, und diese Tendenz dürfte sich in Zukunft noch verstärken, da die Essgewohnheiten innerhalb einer bestimmten sozialen Schicht von den Eltern an die Kinder weitergegeben werden.

Gewohnheiten als Ursache von Krankheiten

Es gibt viele Menschen, die vom mittleren Alter an oder in höherem Alter dieselben Krankheiten bekommen wie ihre Eltern, wie zum Beispiel Diabetes, Bluthochdruck, Herzbeschwerden und Krebs. Manche der Betroffenen sagen dann: »Da kann ich nichts machen, weil auch meine Eltern Krebs hatten. Krebs liegt in der Familie.« Aber so einfach ist das nicht. Damit will ich nicht bestreiten, dass auch genetische Faktoren eine Rolle spielen, aber der Hauptgrund besteht in der Weitergabe von Gewohnheiten, die bestimmte Krankheiten verursachen.

Häusliche Gewohnheiten prägen sich unbewusst im Gehirn von Heranwachsenden ein. Vorlieben für bestimmte Nahrungsmittel, Zubereitungsmethoden, Lebensgewohnheiten und Wertvorstellungen sind von Familie zu Familie verschieden, aber Eltern und Kinder, die unter demselben Dach leben, haben ähnliche Vorstellungen und Vorlieben. Mit anderen Worten, Kinder neigen dazu, dieselben Krankheiten wie ihre Eltern zu bekommen, aber nicht weil sie die entsprechenden Gene geerbt hätten, sondern weil sie die ungesunden Lebensgewohnheiten ihrer Eltern übernommen haben.

Wenn Kinder gute Gewohnheiten annehmen – indem sie sich zum Beispiel um frische Lebensmittel und gutes Wasser kümmern, eine geordnete Lebensweise pflegen und nicht zu viele Medikamente nehmen –, wird es ihnen leichter fallen, ihre Gesundheit zu bewahren. Wenn Kinder jedoch schlechte Gewohnheiten übernehmen, wenn sie zum Beispiel eine

Menge oxidierte Nahrungsmittel essen, kein Mineralwasser trinken, sich zu sehr auf Medikamente verlassen und ein chaotisches Leben führen, besteht für sie vermutlich ein noch höheres Risiko zu erkranken als bei ihren Eltern.

Kinder »erben« also sowohl die guten als auch die schlechten Gewohnheiten ihrer Eltern. Kinder, denen ihre Eltern von früh an immer wieder einredeten, sie sollten jeden Tag Milch trinken, weil Milch gut für die Gesundheit sei, trinken als Erwachsene wahrscheinlich immer noch Milch, da sich die Worte ihrer Eltern im Gehirn eingeprägt haben. Deshalb sollten wir alle sorgfältig über unsere Gewohnheiten nachdenken, denn wir sind verantwortlich für alles, was wir an die nächste Generation weitergeben.

Gewohnheiten schreiben die Gene um

Je älter man wird, desto schwieriger wird es, die einmal erworbenen Gewohnheiten zu ändern. Außerdem sind Gewohnheiten, die sich uns in unserer Kindheit eingeprägt haben, tief verwurzelt und üben oft einen starken Einfluss auf unser ganzes Leben aus. Deshalb ist es so wichtig, von einem möglichst frühen Alter an gute Gewohnheiten anzunehmen.

In Japan hat man Fragen der Kleinkinderziehung, der Entwicklung des Gehirns und der Verbesserung der Konzentrationsfähigkeit bei Kindern, die eigentlich noch zu jung sind, um sich etwas zu merken, in Forschung und Gesellschaft ungeheure Beachtung geschenkt. Aber wenn es um Gesundheit und Gesundheitsbewusstsein geht, bleibt noch viel zu tun. Die geistige Entwicklung ist für eine gute Ausbildung und das Erreichen von sozialem Status wichtig, aber ein genaues Verständnis der Rolle, die gesunde Gewohnheiten bei der kindlichen Entwicklung spielen, ist von ebenso großer Bedeutung. Selbst wenn man als Kind noch so gute Schulen besucht, kann man später kein erfülltes Leben genießen, wenn man nicht gesund ist.

Anders als in den USA findet man in Japan keine direkte Korrelation zwischen sozialem Status und Gesundheitsbewusstsein. Viele Japaner von hohem gesellschaftlichem Rang wie Universitätsprofessoren oder Firmenvorstände überlassen die Wahl ihrer Nahrung den Ehefrauen und ihre Gesundheit den Ärzten. Oft kennen sie sogar nicht einmal die Bezeichnungen der Medikamente, die sie täglich einnehmen. Als Arzt möchte ich dazu bemerken, dass es in meiner Heimat zu viele Leute gibt, die zu wenig über Medizin wissen.

Meiner Ansicht nach wird die Grundverfassung einer Person durch zwei Dinge bestimmt: durch das, was man von seinen Eltern erbt, und durch die Lebensgewohnheiten, mit denen man aufwächst. Wenn zum Beispiel die Eltern nicht genügend Enzyme zur Verdauung von Alkohol haben, werden den Kindern die gleichen Enzyme fehlen. Wenn man jedoch seinen Alkoholkonsum allmählich steigert, nimmt die Menge der Enzyme in der Leber ebenfalls zu, und schließlich wird man dahin kommen, dass man eine ordentliche Menge Alkohol vertragen kann. Das bedeutet im Grunde, dass man eine gewisse Toleranz gegenüber Alkohol entwickelt. Dies trifft vor allem dann zu, wenn die Eltern, denen es an den Enzymen zum Abbau von Alkohol gemangelt hatte, schließlich eine gewisse Toleranz aufbauen konnten. Wer solche Eltern hatte, ist wahrscheinlich überzeugt davon, selbst eine ähnliche Toleranz entwickeln zu können, wenn er mit Alkohol in der gleichen Weise umgeht. Wenn man andererseits erlebt, dass die Eltern, die keinen Alkohol vertragen, auf das Trinken verzichten, dann dürfte man eher die Tatsache akzeptieren, dass man selbst auch keinen Alkohol verträgt.

Das ist vielleicht ein extremes Beispiel, aber tatsächlich lassen sich sogar »schlechte« Gene in »gute« umwandeln, indem man gute Gewohnheiten an seinen Nachwuchs weitergibt. Das gilt auch für den Fall, dass die Eltern eines Kindes Krebsgene haben. Wenn sie sich gut um ihre Gesundheit kümmern, gute Lebensgewohnheiten pflegen und ihre natürliche Lebensspanne vollenden, wird das Kind erkennen, dass Krebsgene nicht zwangsläufig zu Krebs führen, und dem Vorbild seiner Eltern folgen. Werden gute Ess- und Lebensgewohnheiten über Generationen hinweg weitergegeben, so werden sich die Krebsgene von einer Generation zur nächsten abschwächen. Das bedeutet, dass sich die Gene durch gute Gewohnheiten »umschreiben« lassen.

Betrachten wir einmal Kinder, die mit Flaschenmilch aufgezogen wurden. Solche Kinder sind anfälliger für Allergien als Kinder, die von ihren Müttern gestillt wurden. Wenn sie jedoch nach dem Abgewöhnen der Flaschenmilch sorgfältig auf ihre Ernährung achten und sich immer mehr gute Gewohnheiten zu eigen machen, werden sie auch in fortgeschrittenem Alter von Lebensgewohnheitskrankheiten verschont bleiben. Andererseits können selbst Kinder, die mit Muttermilch gesund aufgezogen wurden, schlechte Gewohnheiten annehmen, indem sie später zum Beispiel eine Menge Fleisch und Milchprodukte sowie oxidierte Nahrungsmittel mit Zusatzstoffen verzehren. Dann könnte ein gewisses Risiko bestehen, in den Dreißigern an Herzinfarkt zu sterben.

Erbfaktoren sind das, womit wir geboren sind; Gewohnheiten lassen sich dagegen mit Willenskraft und Anstrengung ändern. Je nach erworbenen Gewohnheiten kann sich aus Erbfaktoren etwas Positives oder etwas Negatives entwickeln. Wir sollten auch nicht vergessen, dass die guten Gewohnheiten, die uns selbst geholfen haben, auch der nächsten Generation helfen können.

Alkohol und Tabak sind Enzymräuber

Viele Ärzte in Japan verlassen sich immer noch weitgehend auf chirurgische Eingriffe und Medikation. Anscheinend versuchen nur wenige, das Bewusstsein ihrer Patienten für die Bedeutung richtiger Ernährung zu wecken, obwohl inzwischen allgemein anerkannt wird, dass Krebs in erheblichem Maße mit der Ernährung zusammenhängt. Doch selbst wenn sich Ihre Ernährung deutlich verbessert, kann das allein noch nicht hundertprozentig verhindern, dass Sie irgendwelche Krankheiten bekommen. Denn außer der Nahrung gibt es in Ihrem Leben noch viele andere Faktoren, die zum Verbrauch des Basisenzyms beitragen. Um Ihre Gesundheit zu schützen, sollten Sie sich nicht nur richtig ernähren, sondern auch Ihre schlechten Gewohnheiten ganz bewusst ablegen.

Die schlimmsten Gewohnheiten sind Alkohol und Tabak. Das liegt vor allem daran, dass diese beiden Laster süchtig machen und viele Leute es deshalb nicht einmal einen Tag lang ohne Zigaretten und Alkohol aushalten. Ich kann sofort feststellen, ob eine Person Raucher ist, indem ich einfach ihr Gesicht anschaue. Raucher haben eine spezielle »schwärzliche« Hautfarbe. Wenn man raucht, wird die Haut dunkel, weil sich zum einen die Kapillaren zusammenziehen und so die Versorgung der Zellen mit Sauerstoff und Nährstoffen behindert wird, und zum anderen Abfall- und Schadstoffe nicht ordentlich ausgeschieden werden. Das bedeutet, dass die »Schwärzung« der Haut auf die Ansammlung von Toxinen in den Hautzellen zurückzuführen ist.

Wenn von den schädlichen Wirkungen des Zigarettenrauchens die Rede ist, denkt man in erster Linie an Nikotin und Teerstoffe, die sich in den Lungen ansammeln. Aber die Verengung der Kapillaren im ganzen Körper ist genauso gefährlich und schädlich. Denn wenn die Kapillaren sich zusammenziehen, können die Körperflüssigkeiten nicht mehr richtig fließen. Das hat zur Folge, dass die Nährstoffe, die in diesen Flüssigkeiten transportiert werden, nicht mehr alle Körperteile erreichen. Außerdem können Abfallstoffe, die eigentlich ausgeschieden werden müssten, den Körper nicht mehr verlassen. Wenn sie sich dann ansammeln und zersetzen, entstehen Giftstoffe. Die »Schwärze« der Gesichtshaut ist leicht zu erkennen, doch in Wirklichkeit geschieht dasselbe innerhalb des Organismus, besonders in den Bereichen, die mit den Kapillarendungen in Berührung kommen.

Die Blutgefäße von Personen, die häufig zum Alkohol greifen, ziehen sich oft in derselben Weise zusammen wie bei Rauchern. Manche Leute behaupten zwar, eine kleine Menge Alkohol öffne die Blutgefäße und verbessere die Durchblutung, aber je nach Art und Menge des konsumierten Alkohols hält dieser Effekt nur zwei bis drei Stunden an. In Wirklichkeit hat diese Erweiterung der Blutgefäße zur Folge, dass sich die Blutgefäße letztlich verengen. Wenn man Alkohol trinkt, dehnen sich die Blutgefäße plötzlich aus. Als Reaktion darauf versucht der Körper, dem entgegenzuwirken, indem er die Blutgefäße zusammenzieht. Sobald sich die Blutgefäße auf diese Weise verengen, können Nährstoffe nicht mehr richtig transportiert und absorbiert und Abfallstoffe nicht mehr optimal ausgeschieden werden, und das hat dieselben Auswirkungen wie das Rauchen.

Alkohol und Tabak tragen zur Bildung erheblicher Mengen von freien Radikalen im Körper bei. Diese freien Radikale können durch antioxidative Enzyme wie SOD (Superoxid-Dismutase), Katalase, Glutathion und Peroxidase neutralisiert werden. Allgemein bekannt ist die Tatsache, dass durch starkes Rauchen große Mengen von Vitamin C zerstört werden, denn auch dieses Vitamin gehört zu den antioxidativen Substanzen.

Um freie Radikale zu neutralisieren, werden sehr viele

antioxidative Enzyme verbraucht. Obwohl es in unserem Alltag sowieso schon zahlreiche unkontrollierbare Faktoren gibt, die freie Radikale erzeugen, wie elektromagnetische Schwingungen und Umweltverschmutzung, konsumieren die Leute in voller Absicht schädliche Dinge wie Tabak und Alkohol, Dinge also, die sie eigentlich unter Kontrolle haben könnten. Wenn große Mengen von freien Radikalen gebildet werden, hat das unter anderem zur Folge, dass unser kostbares Basisenzym aufgebraucht wird.

Die Enzymvorräte werden erschöpft, wenn wir ständig und schnell Enzyme verbrauchen – genauso wie wenn wir im Lauf des Jahres unsere Ersparnisse mit vollen Händen ausgeben würden, um dann sehr bald kein Geld mehr zu haben. Gute Ernährung und eine gute Lebensweise sind vergleichbar mit regelmäßigem, täglichem Sparen. Wenn Sie laufend Geld sparen, ohne es für Unnötiges zu verschwenden, dann ist es in Ordnung, bei Bedarf einen kleinen Teil Ihrer Ersparnisse auszugeben. Aber wenn Sie über einen längeren Zeitraum jeden Tag größere Summen ausgeben, als Ihnen eigentlich zur Verfügung stehen, werden Sie schließlich viele Schulden anhäufen. Auf Gesundheit und Enzyme bezogen heißt das, dass die Krankheiten Ihre Schulden sind. Wenn Sie auf diese Weise weitermachen und sogar noch mehr Geld ausgeben, ohne Ihre Schulden abzuzahlen, werden Sie zuletzt bankrottgehen. Für die menschliche Gesundheit bedeutet dieser Bankrott nichts anderes als den Tod. Die Zukunft von Menschen, die täglich Zigaretten rauchen und Alkohol trinken, wird zu dem Zeitpunkt bestimmt, wo sie diese Gewohnheiten angenommen haben.

Eine einfache Methode bei Atemstillstand

Einerseits haben wir alltägliche Gewohnheiten, die Krankheiten verursachen; andererseits gibt es Krankheiten, die sich heilen lassen, wenn wir die alltäglichen Gewohnheiten etwas korrigieren. Ein Beispiel dafür ist die Schlaf-Apnoe (Atemstillstand), ein Phänomen, das in jüngster Zeit größere Beachtung gefunden hat.

Beim Schlaf-Apnoe-Syndrom setzt die Atmung während des Schlafes zeitweise aus. Weil sich im Schlaf die Muskeln entspannen, fällt bei Leuten, die auf dem Rücken zu schlafen pflegen, die Zungenwurzel nach hinten, und dadurch wird der Atemweg verengt. Von Apnoe betroffene Menschen leiden unter einer Verengung des Atemtraktes (Striktur des Respirationstraktes), und weil deshalb ihre Atemwege zeitweise verschlossen werden, setzt die Atmung aus. Da sie dabei das Gefühl haben zu ersticken, wachen sie während der Nacht öfters auf. Folglich schlafen sie nicht gut und sind tagsüber extrem müde und unkonzentriert.

Obwohl diese Störung nicht zum Erstickungstod führt, belastet der Schlafmangel das Herz-Kreislauf-System. Dadurch erhöht sich das Risiko einer Herzkrankheit oder eines Infarktes um das Drei- bis Vierfache. Da außerdem auch die Immun- und Stoffwechselfunktionen beeinträchtigt werden, handelt es sich um eine beängstigende Krankheit. 70 bis 80 Prozent der davon betroffenen Patienten leiden unter Übergewicht. Deshalb ging man in der Forschung anfangs davon aus, dass Übergewicht die Ursache für eine Verengung der Atemwege wäre, aber inzwischen hat man erkannt,

dass es keinen direkten Zusammenhang zwischen Übergewicht und Schlaf-Apnoe gibt.

Diese Störung tritt in drei Varianten auf: Bei der »ob-
struktiven Apnoe« werden die Atemwege blockiert; bei der
»zentral verursachten Apnoe« lässt die Aktivität des Atem-
zentrums im Gehirn nach; und die »gemischte Apnoe« ist
eine Kombination aus den beiden Typen. Bei obstruktiver
Apnoe, dem häufigsten Typ von Atemstillstand, gibt es ein
wirklich einfaches Mittel: vier bis fünf Stunden vor dem
Schlafengehen nichts mehr zu essen, das heißt also, mit leerem Magen zu schlafen.

Die menschliche Luftröhre ist so gebaut, dass außer Luft
nichts anderes eindringen kann. Wenn sich jedoch vor dem
Schlafengehen noch Nahrung im Magen befindet, kann
der Mageninhalt teilweise bis zur Kehle hochsteigen, nachdem man sich ins Bett gelegt hat. Als Reaktion darauf verengt der Körper den Atemweg und stoppt den Atem, um zu
verhindern, dass Teile des Mageninhalts in die Luftröhre
gelangen. Die Tatsache, dass die meisten Apnoe-Patienten
übergewichtig sind, deckt sich mit meiner Hypothese.
Denn wenn Sie spät abends unmittelbar vor dem Schlafengehen noch essen, wird Insulin in großen Mengen sekretiert.
Unabhängig davon, ob Sie Kohlenhydrate oder Eiweiß essen, wandelt Insulin alles in Fett um. Deshalb nimmt man
nachts leichter zu, auch wenn man dieselbe Menge isst
wie am Tag. Das bedeutet, dass sich das Schlaf-Apnoe-Syndrom nicht entwickelt, weil man zu dick ist, sondern vielmehr verursacht die Gewohnheit, vor dem Schlafengehen
zu essen, gleichzeitig Übergewicht und Apnoe. Vor dem

Schlafengehen zu essen ist zweifellos eine schädliche Gewohnheit!

Manche Leute trinken aus Gewohnheit einen Schlaftrunk, weil sie meinen, das sei besser als Schlaftabletten, aber auch dies ist eine ziemlich gefährliche Unsitte. Die betreffende Person mag das Gefühl haben, dadurch leichter einzuschlafen, aber in Wirklichkeit erhöht sich das Risiko eines zeitweiligen Atemstillstands, und das wiederum führt zum Absinken des Sauerstoffspiegels im Blut. Dies verursacht einen Sauerstoffmangel im Herzmuskel, was bei Personen, die unter Arteriosklerose oder verengten Koronargefäßen leiden, zum Tod führen kann. Die Ursache dafür, dass viele Menschen bei Tagesbruch an einem Herzschlag oder -infarkt sterben, ist hierin zu suchen. Das Risiko erhöht sich, wenn man vor dem Schlafengehen zum Essen noch Alkohol genießt, denn durch den Alkohol wird das Atemzentrum im Gehirn gehemmt, und das führt zu einem weiteren Absinken des Sauerstoffspiegels im Blut. Da bei Menschen mit zu wenig Enzymen zum Alkoholabbau der Alkohol noch für längere Zeit im Blut zirkuliert, sollten sie besonders vorsichtig sein.

Es gibt auch Leute, die ihren Kindern vor dem Schlafengehen heiße Milch zu trinken geben, weil sie dann angeblich besser schlafen, aber hierbei handelt es sich ebenfalls um eine schlechte Gewohnheit, die schnell abgelegt werden sollte. Selbst wenn Kinder gegen 18 Uhr zu Abend essen, sind noch Essensreste in ihrem Magen, da sie früher als Erwachsene ins Bett gehen. Außerdem kommt es leichter zu Reflux, wenn man ihnen zusätzlich noch Milch gibt. Das kann dazu führen, dass die Atmung der Kinder unregelmäßig wird und manchmal sogar zum Stillstand kommt. Wenn ein Kind dann tief Luft holt, kann es vorkommen, dass etwas Milch in die Luftröhre gelangt, die dann sogar zu einem Allergen werden kann. Meiner Meinung nach ist das eine der Ursachen für kindliches Asthma. Auch wenn das erst noch bewiesen werden muss, habe ich aufgrund der Daten, die ich gesammelt habe, herausgefunden, dass man vielen meiner Patienten, die als Kinder unter Asthma gelitten hatten, damals unmittelbar vor dem Schlafengehen Milch zu trinken gegeben hatte.

Um Beschwerden wie kindliches Asthma, Schlaf-Apnoe, Herzinfarkt oder Herzanfälle zu vermeiden, sollte man es sich zur Gewohnheit machen, mit leerem Magen schlafen zu gehen. Für diejenigen, die nächtliche Hungergefühle nicht aushalten können, ist es die beste Wahl, ein bisschen enzymreiches Obst zu essen. Enzyme im Obst sind leicht verdaulich und gelangen in ungefähr 30 bis 40 Minuten aus dem Magen in den Darm. Deshalb brauchen Sie sich bei Obst keine Sorgen wegen Reflux zu machen, wenn Sie sich etwa eine Stunde später ins Bett legen.

Der richtige Zeitpunkt, um Wasser zu trinken

Zu meinen eigenen täglichen guten Gewohnheiten gehört es, eine Stunde vor meinen Mahlzeiten ungefähr einen halben Liter Wasser zu trinken. Man hört oft, es sei gut für die

Gesundheit, täglich reichlich »gutes Wasser« zu trinken. Genauso wie es für die Einnahme der Mahlzeiten eine »gute Methode« gibt, gibt es jedoch auch eine »gute Methode« für das Trinken von Wasser. Ich bin sicher, dass diejenigen, die selbst Pflanzen züchten, das verstehen werden, denn zum Beispiel führt übermäßiges Wässern dazu, dass die Wurzeln faulen und die Pflanzen welken. Beim Wässern gibt es einen optimalen zeitlichen Rhythmus und eine optimale Wassermenge, und das gilt auch für den Menschen.

Der menschliche Körper besteht zum größten Teil aus Wasser: Säuglinge und Kleinkinder zu ungefähr 80 Prozent, Erwachsene zu 60 bis 70 Prozent und ältere Menschen zu 50 bis 60 Prozent. Die Haut von Kleinkindern sieht frisch und jung aus, denn ihre Zellen enthalten noch viel Wasser. Deshalb ist es für den menschlichen Körper so wichtig, frisches, gutes Wasser in größeren Mengen zu trinken.

Wasser gelangt durch den Mund in den Körper und wird im Magen-Darm-Trakt absorbiert, bevor es durch die Blutgefäße zu den Zellen transportiert wird. Erhöhte Wasserzufuhr lässt das Blut besser fließen, und das fördert den Stoffwechsel. Gutes Wasser sorgt außerdem dafür, dass der Cholesterinspiegel und der Triglyzeridspiegel im Blut sinken. Deshalb sollten Erwachsene täglich mindestens 1,5 bis 2 Liter Wasser trinken und ältere Menschen mindestens einen Liter.

Die nächste Frage lautet: Wann ist der richtige Zeitpunkt, um Wasser zu trinken? Wenn Sie unmittelbar vor den Mahlzeiten zu viel Wasser aufnehmen, wird sich Ihr Magen mit Wasser füllen und Sie werden den Appetit verlieren. Wenn

Sie dagegen zu den Mahlzeiten Wasser trinken, werden die Verdauungsenzyme in Ihrem Magen verdünnt, und das erschwert die Verdauung und Resorption der Nahrung. Wenn Sie also Wasser zu einer Mahlzeit trinken, sollte es nicht mehr als ein Glas (200 ml) sein.

Es gibt Ärzte, die empfehlen, vor dem Schlafengehen oder in der Nacht, wenn Sie aufwachen, Wasser zu trinken, auch wenn Sie nicht durstig sind, um so eine Verdickung des Blutes zu verhindern. Ich vertrete diese Meinung nicht. Wenn Sie Reflux verhindern wollen, sollten Sie vor dem Schlafengehen oder in der Nacht kein Wasser trinken. Selbst wenn es sich dabei lediglich um Wasser handelt, so kann es doch in Luftröhre fließen, sobald es sich mit der Magensäure vermischt. Wenn das in die Lungen eingeatmet wird, besteht das Risiko einer Lungenentzündung.

Um Ihren Körper ausreichend mit Wasser zu versorgen, ist es ideal, am Morgen nach dem Aufwachen und eine Stunde vor jeder Mahlzeit Wasser zu trinken. Wenn es sich ausschließlich um Wasser handelt, wird es in 20 bis 30 Minuten aus dem Magen in den Darm gelangen. Auf diese Weise werden Verdauungs- und Resorptionsvorgänge nicht gestört.

Mein Tagesplan für das Wassertrinken sieht so aus:

- 500 bis 700 ml als Erstes am Morgen
- 500 ml (1/2 Liter) vor dem Mittagessen
- 500 ml (1/2 Liter) vor dem Abendessen

Natürlich ist das nur einer von vielen möglichen »Trinkplänen«. Während der Sommermonate oder bei starkem

Schweißverlust wird mehr Wasser benötigt. Menschen mit Magen-Darm-Schwäche bekämen vielleicht Durchfall, wenn sie so viel Wasser trinken würden. Die Wassermenge hängt auch von der Körpergröße ab. Deshalb sollte die tägliche Wassermenge nach den individuellen Bedürfnissen bestimmt werden. Sollten Sie Durchfall bekommen, wenn Sie 1,5 Liter Wasser trinken, dann können Sie die Wassermenge, die Sie jedes Mal aufnehmen, auf 350 ml reduzieren und diese Menge allmählich steigern.

In der Winterzeit sollten Sie das Wasser leicht erwärmen und langsam trinken, denn das Trinken von kaltem Wasser kühlt den Körper ab. Die Körpertemperatur, bei der die Enzyme am aktivsten sind, liegt bei ungefähr 36 bis 40 °C, und wenn die Körpertemperatur innerhalb dieses Rahmens um 0,5 °C steigt, soll sich die Effizienz des Immunsystems um 35 Prozent erhöhen. Bei Erkrankungen kommt es zu Fieber, weil das Ansteigen der Körpertemperatur diese Enzyme aktiviert. Das Absinken der Körpertemperatur ist dagegen einer der größten Feinde für unsere Gesundheit.

Wasser als Partner für das Basisenzym

Wasser erfüllt im menschlichen Organismus zahlreiche Aufgaben, doch die wichtigste ist, Blutkreislauf und Stoffwechsel zu verbessern. Wasser aktiviert auch die bakterielle Darmflora und die Enzyme, während es gleichzeitig Abfall- und Giftstoffe abtransportiert. Auch Schadstoffe wie Dioxin, verschiedene Umweltgifte, Lebensmittelzusatzstoffe oder kanzerogene Substanzen werden durch gutes Wasser aus dem Körper gespült. Deshalb sind zum Beispiel Menschen, die viel gutes Wasser trinken, weniger anfällig für Erkältungen. Dagegen muss man eher mit Erkrankungen rechnen, wenn man nicht genug trinkt. Wenn Wasser die Bereiche des Körpers befeuchtet, in die Bakterien und Viren am leichtesten eindringen können (wie zum Beispiel die Bronchien oder die Schleimhäute in Magen und Darm), wird das Immunsystem aktiviert. Dadurch wird es für schädliche Keime schwieriger, sich dort festzusetzen. Wenn man nicht genug Wasser trinkt, werden die Schleimhäute in den Bronchien dehydriert. Der Schleim, der in den Bronchien gebildet wird, klebt dort in gewisser Weise fest, wenn nicht genügend Feuchtigkeit vorhanden ist, und wird auf diese Weise zu einer Brutstätte für Bakterien und Viren.

Wasser ist nicht nur in den Blutgefäßen vorhanden, sondern spielt auch eine wichtige Rolle in den Lymphgefäßen, denn es trägt auch dort zur Bewahrung der Gesundheit bei. So wie die Blutgefäße mit einem Fluss vergleichbar sind, stellt das System der Lymphgefäße im menschlichen Körper die Kanalisation dar, denn es hat die wichtige Aufgabe, überschüssiges Wasser, Proteine und Abfälle zu reinigen, zu filtrieren und zu transportieren. In den Lymphgefäßen befinden sich auch Antikörper mit Immunfunktion wie Gammaglobuline und Enzyme mit antibakterieller Wirkung wie Lysozyme. Wasser ist absolut notwendig, damit das Immunsystem richtig funktioniert.

Wasser wird überall im Körper benötigt. Ohne Wasser

kann ein lebender Organismus nicht funktionieren. Das ist auch der Grund, warum Pflanzen in der Wüste nicht gedeihen, denn dazu sind Wasser, Sonnenlicht und Erde nötig. Wenn es nur Sonnenlicht und Sand gibt, können die Nährstoffe nicht aufgenommen werden, und die Pflanze wird welken und absterben. Durch Wasser wird es für die Pflanze möglich, Nährstoffe aufzunehmen.

Wenn Wasser im menschlichen Körper nicht ausreichend vorhanden und nicht richtig verteilt ist, wird die betreffende Person nicht nur mangelhaft mit Nährstoffen versorgt, sondern es werden sich auch Abfall- und Giftstoffe in den Zellen ansammeln, ohne ausgeschieden zu werden. Im schlimmsten Fall werden die angesammelten Toxine die Gene beschädigen und in einigen Zellen sogar Krebs auslösen.

Zu den Mikrofunktionen des Wassers gehört es, die 60 Billionen Körperzellen mit Nahrung zu versorgen und ihre Abfallstoffe aufzunehmen und zu entsorgen. An diesen Vorgängen, bei denen auch Energie erzeugt wird und freie Radikale aufgespalten werden, sind zahlreiche Enzyme beteiligt. Wenn Wasser nicht zu allen 60 Billionen Körperzellen geleitet wird, werden die Enzyme ihre Funktionen nicht erfüllen können. Denn dazu werden nicht nur verschiedene Mikronährstoffe wie Vitamine und Mineralstoffe benötigt, sondern auch Wasser als das Transportmedium.

Die Wassermenge, die ein Mensch einschließlich Schweiß an einem Tag verliert, soll annähernd 2,5 Liter betragen. Natürlich enthält auch unsere feste Nahrung Wasser, aber selbst wenn man das berücksichtigt, ist es notwendig, mindestens 1,5 Liter pro Tag zusätzlich zuzuführen. Wenn ich die Leute auffordere, viel Flüssigkeit zu trinken, sagen manche zu mir: »Ich trinke nicht so viel Wasser, aber eine Menge Kaffee und Tee.« Für den menschlichen Körper ist es aber wichtig, seinen Flüssigkeitsbedarf mit Wasser zu decken. Denn wenn wir statt Wasser andere Getränke zu uns nehmen, wie Tee, Kaffee, Limonade oder Bier, wirken diese in Wirklichkeit entwässernd, anstatt den Körper mit Flüssigkeit zu versorgen. Die in solchen Getränken enthaltenen Stoffe wie Zucker, Koffein, Alkohol und Zusatzstoffe rauben den Zellen und dem Blut Flüssigkeit und machen so das Blut dickflüssiger.

Manche Leute genehmigen sich an heißen Sommertagen oder nach einem Saunagang gern ein Glas kühles Bier. Obwohl das Bier erfrischt, wenn man sehr durstig ist, ist das für ältere Menschen mit hohem Cholesterinspiegel, hohem Blutdruck oder Diabetes gefährlich, denn es besteht das erhöhte Risiko eines Herzinfarkts oder Gehirnschlags. Wenn Sie Durst haben, sollten Sie es sich zur Gewohnheit machen, anstelle von Bier, Tee oder Kaffee in erster Linie gutes Wasser zu trinken, um den Körper mit der notwendigen Flüssigkeitsmenge zu versorgen.

Was ist »gutes Wasser«?

Nun dürfte Ihnen klar geworden sein, warum es so wichtig ist, gutes Wasser zu trinken. Aber was für eine Art von Wasser ist dieses »gute Wasser«, von dem hier immer wieder die

Rede ist? Dabei würde wohl niemand an Leitungswasser denken. Es ist allgemein bekannt, dass Leitungswasser außer Chlor, das zur Desinfektion zugesetzt wird, unter anderem auch kanzerogene Substanzen wie Dioxin und Trihalomethan oder Trichloräthylen enthält. Natürlich werden dabei bestimmte »sichere« Grenzwerte eingehalten, aber es ist trotzdem nicht zu leugnen, dass unser Leitungswasser Toxine enthält. Leitungswasser wird mit Chlor desinfiziert, aber wissen Sie, warum Chlor die Bakterien im Wasser abtötet? Weil beim Kontakt von Chlor und Wasser große Mengen von freien Radikalen entstehen, die dann die Mikroben vernichten. Deshalb hält man gechlortes Wasser für sauber. Auch wenn die Mikroben dabei absterben, so wird doch gleichzeitig das Wasser selbst oxidiert.

Der Grad der Oxidation von Wasser lässt sich als Redoxpotenzial (elektrisches Reduktions-Oxidations-Potenzial in Millivolt/mV) messen. Oxidation ist eine Reaktion, bei der Elektronen entweder von Molekülen abgespalten oder abgezogen werden. Die gegenteilige Reaktion ist Reduktion, bei der sich freie Elektronen an Moleküle anlagern. Durch Messung der Elektronenfluktuation kann man feststellen, ob Wasser andere Substanzen oxidieren oder reduzieren wird. Die Reduktionskraft ist umso stärker, je niedriger das elektrische Potenzial (in negativer Richtung/–) ist. Je höher dagegen das elektrische Potenzial (in positiver Richtung/+) ist, desto stärker ist die Oxidationskraft. Das gilt ganz besonders für das Leitungswasser in großen Metropolen wie Tōkyō und Osaka, wo das Redoxpotenzial extrem hohe Werte von + 600 bis 800 mV aufweist.

Doch was für ein Wasser ist Wasser mit hoher Reduktionskraft? Wie bereits erklärt, ist Reduktion ein Vorgang der Ionisierung, bei dem freie Elektronen verfügbar werden. Deshalb kann man elektrotechnische Vorrichtungen benutzen, um diese Art von Wasser herzustellen. Es gibt verschiedene Geräte, mit denen Wasser durch Elektrolyse gereinigt und ionisiert wird, um sogenanntes *Kangen Water*[*] herzustellen.

Alkalische Ionenfiltergeräte oder Minusionen-Filtergeräte beruhen im Prinzip auf derselben Technik, um Wasser mit Reduktionswirkung herzustellen. Außerdem entwickelt sich bei der Elektrolyse aktiver Wasserstoff, durch den überschüssige freie Radikale im Körper gebunden und neutralisiert werden können. Das Resultat ist das, was ich »gutes Wasser« nenne, reines, unbelastetes, alkalisches Wasser mit einer Fülle an Mineralstoffen.

Gegenwärtig sind in Japan viele einheimische und importierte Sorten von Mineralwasser auf dem Markt. Unter den in Wasser gelösten Mineralstoffen sind Kalzium und Magnesium für den Menschen besonders wichtig, wobei es entscheidend auf das richtige Verhältnis dieser beiden Mineral-

---

[*] *Kangen Water* ist ionisiertes alkalisches Wasser, das mit einem kompakten Gerät, das an den Wasserhahn angeschlossen ist, hergestellt werden kann. Zuerst wird das Wasser durch ein Karbonblockfilter gereinigt und anschließend durch Elektrolyse zwischen mehreren platinbeschichteten Titanplatten ionisiert. *Kangen Water* hat einen leicht basischen pH-Wert von 8,5 bis 11,0 und ein deutlich negatives Redoxpotenzial. Dieses mineralstofffreie Wasser wurde in Japan als *Kangen sui* bezeichnet – das jap. Wort *kangen* bedeutet Wiederherstellung des ursprünglichen Zustands; *sui* heißt Wasser.

stoffe ankommt. Das im Körper aufgenommene Kalzium wandert nicht in die extrazellulären Körperflüssigkeiten, sondern bleibt im Inneren der Zellen. Wenn es sich dort in zu hoher Konzentration ansammelt, kann es zur Ursache von Arteriosklerose und Bluthochdruck werden. Wenn jedoch gleichzeitig die richtige Menge von Magnesium zugeführt wird, wird die übermäßige Ansammlung von Kalzium in den Zellen verhindert. Das richtige Verhältnis von Kalzium und Magnesium ist 2 zu 1. Auch ozeanisches Tiefenwasser, das reich an Magnesium ist, und mineralstoffreiches hartes Wasser, das außer Kalzium und Magnesium auch Eisen, Kupfer, Fluor und andere Spurenelemente enthält, können als gutes Wasser gelten.

Wenn Sie Wasser über längere Zeit in Plastik-/PET-Flaschen aufbewahren, sollten Sie wissen, dass es allmählich seine Reduktionskraft verliert, und außerdem ist so viel Mineralwasser auch teuer. Um jeden Tag reichlich gutes Wasser trinken und es zum Kochen benutzen zu können, halte ich es für sinnvoll, ein Filter- und Ionisiergerät mit Reduktionsfunktion zu benutzen.

Mit gutem Wasser abnehmen

Wenn man durch die Straßen von New York geht, sieht man oft übergewichtige Frauen, die eine Flasche Wasser bei sich tragen. Denn reichlich Wasser zu trinken, soll beim Abnehmen helfen. Diese Idee kommt Ihnen vielleicht märchenhaft vor, aber etwas Wahres ist doch daran. Denn wenn man Wasser trinkt, wird das sympathische Nervensystem stimuliert. Da dies den Energiestoffwechsel aktiviert und den Kalorienverbrauch erhöht, führt es auch zu einem gewissen Gewichtsverlust. Wenn das sympathische Nervensystem stimuliert wird, wird außerdem Adrenalin ausgeschieden. Adrenalin aktiviert seinerseits die von Hormonen gesteuerte Lipase, die dann die Triglyzeride in Fettsäuren und Glyzerin aufspaltet, um die Fettverbrennung zu erleichtern.

In verschiedenen Untersuchungen wurde gezeigt, um wie viel der Kalorienverbrauch beim Wassertrinken zunimmt. Wenn man zum Beispiel regelmäßig dreimal täglich einen halben Liter Wasser trinkt, erhöht sich der Kalorienverbrauch um ungefähr 30 Prozent. Außerdem erreicht die Verbrennungsrate etwa 30 Minuten nach der Wasseraufnahme ihren Höhepunkt. Daraus wird klar ersichtlich, dass übergewichtige Menschen es sich zur Gewohnheit machen sollten, jeden Tag 1,5 Liter gutes Wasser zu trinken.

Welche Art von Wasser eignet sich am besten für diesen Zweck? Wasser mit einer niedrigeren Temperatur als die Körpertemperatur ist dabei am effektivsten. Entsprechende Tests haben ergeben, dass kaltes Wasser von ungefähr 20 °C den Kalorienverbrauch am besten steigert. Denn der Körper braucht eine erhebliche Menge Energie, um es auf Körpertemperatur zu erwärmen.

Der menschliche Körper ist mit verschiedenen Mechanismen zur Stabilisierung der Körpertemperatur ausgestattet. Wenn Sie zum Beispiel an einem kalten Morgen zur Toilette gehen und Wasser lassen, fangen Sie an zu frösteln und zu zittern. Dazu kommt es, weil der warme Urin, der sich über Nacht in der Blase angesammelt hat, dem Körper plötzlich verloren geht. Darauf reagiert der Körper mit Zittern, um auf diese Weise schnell einen Teil der verlorenen Hitze zurückzugewinnen. Wenn also kaltes Wasser aufgenommen wird, versucht der Organismus, das Wasser so schnell wie möglich aufzuwärmen, um die Temperatur des Wassers auf Höhe der Körpertemperatur zu bringen. Tatsächlich gehören Wasseraufnahme und Stimulierung des sympathischen Nervensystems zu dem System der Energieerzeugung, um die Körpertemperatur zu erhöhen. Wenn Sie jedoch versuchen sollten, den Energieverbrauch durch das Trinken von zu kaltem Wasser wie zum Beispiel Eiswasser zu steigern, dann werden Sie das Gegenteil erreichen. Denn zu kaltes Wasser kühlt den Körper auf einen Schlag ab und kann deshalb Durchfall und andere Beschwerden verursachen.

In jüngster Zeit hat in Japan vor allem unter jungen Leuten die Zahl der Menschen mit dem sogenannten »Niedrige-Körpertemperatur-Syndrom« zugenommen. Dabei liegt die durchschnittliche Körpertemperatur bei ungefähr 35 °C. Eine so niedrige Körpertemperatur kann verschiedene schädliche Auswirkungen auf den Körper haben. Die normale Körpertemperatur bei einem gesunden Menschen liegt bei etwa 36,5 °C. Wenn sie zu sehr absinkt, kann die Stoffwechselaktivität um bis zu 50 Prozent nachlassen. Außerdem können sich Krebszellen bei einer Körpertemperatur von 35 °C besser vermehren. Denn da bei dieser Temperatur die Enzymaktivität reduziert ist, lassen auch die Immunfunktionen des Organismus nach. Enzyme sind aktiver bei höheren Körpertemperaturen. Wir bekommen bei Erkältung oder anderen Krankheiten auch deshalb Fieber, weil unser Körper versucht, die Immunfunktion zu steigern. Deshalb ist es für den gesamten Organismus besser, außer an heißen Sommertagen, Wasser mit einer Temperatur von ungefähr 20 °C zu trinken.

Enzyme regulieren das Gewicht

Auch wenn Sie noch so viel gutes Wasser trinken, können Sie nicht mit einem deutlichen Gewichtsverlust rechnen, wenn Sie Ihre Essgewohnheiten nicht ändern. Das bedeutet aber nicht, dass die Nahrungszufuhr reduziert werden müsste. Um überschüssige Pfunde zu verlieren, kommt es darauf an, enzymreiche Kost zu verzehren. Wenn Sie sich in erster Linie an eine solche Kost halten, reguliert der Körper sein Gewicht von selbst auf das Maß, das für Sie am besten passt. Zur Gewichtszunahme kommt es, wenn man oxidierte oder verarbeitete Nahrungsmittel isst, die alle Enzyme verloren haben.

Übergewichtige Menschen bekommen häufig »Hungeranfälle«, weil ihre Nahrung nicht die Nährstoffe enthält, die der Körper wirklich benötigt, wie Vitamine, Mineralstoffe und Enzyme. Sie essen nicht, weil sie Hunger haben, sondern um das Verlangen ihres Körpers nach Enzymen und Mikronährstoffen zu befriedigen. Die Hungerattacken verschwinden, sobald sie enzymreiche, gute Nahrung essen, die auch den Bedarf an Mikronährstoffen deckt. Außerdem gibt es noch andere unentbehrliche, lebensnotwendige Substanzen, wie zum Beispiel die Coenzyme, die dafür sorgen, dass die Enzyme im Organismus ordentlich wirken.

In jüngster Zeit wird das Coenzym Q10 (Ubichinon) als gutes Mittel für Gesundheit und Figur angepriesen, aber für den Menschen sind noch andere Coenzyme notwendig. Die Menge der benötigten Coenzyme ist allerdings minimal. In der Vergangenheit hätte uns bereits eine einzige ausgewogene Mahlzeit ausreichend mit Mikronährstoffen versorgt. In jüngster Zeit nimmt ihr Gehalt in Obst und Gemüse jedoch ab. Wenn die Hungerattacken nicht verschwinden, auch wenn man seine Ernährung auf eine ausgewogene Kost umstellt, sollte man Ergänzungsmittel mit Mikronährstoffen einnehmen.

Um abzunehmen, sollten Sie darüber hinaus nicht nur auf die Nahrungsmenge achten, sondern auch darauf, *wie* Sie essen. Da die meisten Übergewichtigen schlecht kauen, verzehren sie ihre Mahlzeiten zu schnell. Dadurch steigt der Blutzuckerspiegel rapide an, und bevor das Sättigungszentrum im Gehirn das Signal aussendet, dass man satt ist, hat man schon zu viel gegessen. Allein dadurch, dass man jeden Bissen 30- bis 50-mal kaut, wird man automatisch weniger essen.

Wenn sich allerdings beim Schlafengehen noch Nahrungsreste – seien es Kohlenhydrate oder Proteine – in Ihrem Magen befinden, wird der größte Teil davon durch Insulin in Fett umgewandelt. In jüngster Zeit sind die sogenannten *low carb diets*, bei denen man weitgehend auf Kohlenhydrate verzichtet, populär geworden. Aber Testergebnisse haben gezeigt, dass man zunimmt, wenn man weiterhin spät abends isst, selbst wenn man sich an eine eiweißreiche Kost ohne Kohlenhydrate hält. Das bedeutet, dass auch Low-Carb-Diäten wirkungslos sein werden, solange man seine Essgewohnheiten nicht ändert. Außerdem führt eine Eiweißdiät zu Übersäuerung und erhöht so das Risiko von Osteoporose und anderen Beschwerden.

Wenn Sie dagegen bei Ihrer Ernährung der Shinya-Methode folgen, sind solche speziellen Diäten unnötig. Es genügt, gute Nahrung in richtiger Weise zu verzehren und die erforderliche Menge gutes Wasser zu trinken. Dann wird sich Ihr Körper von selbst auf das Idealgewicht einstellen. Wenn Sie gute Ess- und Lebensgewohnheiten annehmen und sich an diese konsequent halten, wird Ihr Körper automatisch eine optimale Verfassung erreichen. Ein Beweis dafür ist auch, dass im umgekehrten Fall untergewichtige Personen, die sich an meine Gesundheitsmethode halten, zunehmen und ihr Normalgewicht erreichen.

Bei Personen, die unmittelbar vor dem Schlafengehen noch etwas essen, werden große Mengen Insulin sekretiert, das dann dafür sorgt, dass alle Nahrungsreste als Fett gespeichert werden. Bei mageren Personen wird dagegen nicht genügend Insulin sekretiert, und deshalb wird die Nahrung dann unverdaut und unresorbiert aus dem Körper ausgeschieden. Obwohl das Resultat bei Übergewichtigen und bei Untergewichtigen genau entgegengesetzt ist, liegt die Ursache dafür in beiden Fällen in Störungen des Insulinstoffwechsels.

Eine großartige Methode für eine bessere Verdauung

Eines der unangenehmsten Gesundheitsprobleme für viele Frauen ist Verstopfung. Viele nehmen deshalb täglich Abführmittel. Auch wenn ich mich wiederhole, so gilt doch auch hier, dass jede Form von Medikation Gift ist. Je mehr Ihr Darm durch Medikamente angeregt wird, desto stärker müssen im Lauf der Zeit diese Stimuli werden. Wer von Ihnen Laxativa einnimmt, wird das sicher verstehen, denn am Anfang hat vielleicht eine einzige kleine Pille genügt. Aber wenn man das über längere Zeit praktiziert, wird das gewohnte Mittel immer weniger wirksam, sodass man irgendwann die Dosis auf zwei Pillen und dann auf drei Pillen erhöhen oder zu einem stärkeren Mittel greifen muss, in der Hoffnung, dass dies den Stuhlgang wirkungsvoll anregt.

Weil Verstopfung eine der Hauptursachen für schlechte Merkmale des Magen-Darm-Trakts ist, ist es notwendig, diesen Zustand so schnell wie möglich zu beheben. Ihre Kost mag noch so gut sein, wenn Sie sie nicht richtig ausscheiden können, wird sie im Darm faulen und Giftstoffe freisetzen. Ist dieser Zustand einmal erreicht, wird das Gleichgewicht der Darmflora ziemlich schnell zusammenbrechen. Einer der Gründe, warum man bei Verstopfung Pickel und Hautausschläge bekommt, besteht darin, dass die im Darm gebildeten Toxine nicht vollständig abtransportiert werden können. Es versteht sich von selbst, dass ein natürlicher, regelmäßiger Stuhlgang wünschenswert ist. Dazu ist es erforderlich, zusätzlich zum Verzehr enzymreicher Kost den Darm durch faserstoffhaltige Lebensmittel anzuregen, viel gutes Wasser zu trinken, den Bauch in Richtung der Peristaltik zu massieren und die Bauchmuskulatur zu stärken.

Wenn Sie das alles praktizieren und trotzdem keine deutliche Besserung feststellen können, möchte ich Ihnen Einläufe empfehlen. Ich selbst habe einen Kaffee-Einlauf (»Café Colon«) entwickelt, bei dem der Dickdarm mit ozeanischem Tiefenwasser, das unter anderem Kaffee, Mineralstoffe und einen Laktobakterien-Extrakt enthält, stimuliert und gereinigt wird. Viele Leute, die sich regelmäßig Einläufe machen, stellen sich besorgt die Frage, ob der Dickdarm schließlich noch selbstständig arbeiten wird, wenn Einläufe zur Gewohnheit werden. Aber aufgrund meiner klinischen Daten kann ich Sie in diesem Punkt beruhigen. Denn bei allen, die regelmäßig Einläufe anwenden, funktioniert der Darm besser und ist sauber und frei von stagnierendem Stuhl und impaktiertem Kot. Im Gegensatz dazu werden bei Menschen, die regelmäßig Abführmittel nehmen, unabhängig davon, ob es sich um chemische Produkte, Kräutermedizin oder natürliche Abführtees handelt, die Darmwände entfärbt und dunkel. Je mehr Mittel sie nehmen, desto mehr verschlechtert sich der Zustand des Darms und desto langsamer arbeitet die Peristaltik. Infolgedessen kommt es eher dazu, dass Stuhl im Darm stagniert und die Merkmale des Gastrointestinaltrakts sich verschlechtern.

Ich bin mit einem Kollegen befreundet, der sich trotz seines guten Gesundheitszustands zweimal täglich einen Kaffee-Einlauf macht – nicht weil er keinen Stuhlgang hätte, sondern weil es trotz gut funktionierender Ausscheidung im Darm immer noch Nahrungsreste gibt, die anomal fermentiert werden oder unverdaut bleiben. Es ist für den Körper besser, wenn der Stuhl den Darm so bald wie möglich verlässt, besonders die linke Seite des Dickdarms (den absteigenden Dickdarm), wo sich leichter Kot ansammelt. Auf meinen Rat hin hat er es sich seit zwanzig Jahren zur Gewohnheit gemacht, Kaffee-Einläufe anzuwenden. Heute ist sein Gesundheitszustand besser als zu Beginn. Selbst ich mache mir ein- bis zweimal täglich einen Kaffee-Einlauf. Wenn ich in diesem Zusammenhang von Darmreinigung spreche, so bedeutet das, dass lediglich die linke Dickdarmseite durch den Einlauf erreicht wird. Selbst wenn man sich zwei Einläufe pro Tag macht, wird das die Funktionen des Dünndarms, in dem die Vorgänge der Verdauung und Resorption ablaufen, nicht behindern. Daher können Sie unbesorgt von der reinigenden Kraft von Einläufen Gebrauch machen.

Gute Gewohnheiten verhindern Enzymmangel

Enzyme kontrollieren unser ganzes Leben und die Lebensenergie. Selbst am Aufwachen und am Einschlafen sind sie beteiligt. Wenn Sie beim Schlafengehen überlegen, um wie viel Uhr Sie am nächsten Morgen aufwachen wollen, werden Sie tatsächlich häufig zu diesem Zeitpunkt aufwachen. Das geschieht ebenfalls unter der Mitwirkung von Enzymen, denn auch für die Gehirntätigkeit werden Enzyme benötigt. Was immer wir tun, ob wir nun die Hand oder die Augen bewegen oder ob wir nachdenken, alles hängt von Enzymfunktionen ab.

Der Körper ist mit allem ausgerüstet, was nötig ist, um die Homöostase aufrechtzuerhalten. Dank der Homöostase kann eine Schnittverletzung langsam heilen oder die Haut wieder ihre normale Farbe zurückgewinnen, nachdem sie von der Sonne gebräunt wurde. Aus diesem Grund versucht der Organismus auch, sich an Verhaltensweisen anzupassen, die abseits der Norm liegen: wenn Sie zum Beispiel plötzlich anstrengenden Sport betreiben oder statt zur üblichen Schlafenszeit erst um 3 Uhr morgens zu Bett gehen oder um 4 Uhr in der Frühe aufstehen statt wie sonst um 6 Uhr. Was dem Körper bei der Regulierung der Homöostase hilft, sind nichts anderes als die Enzyme.

Wenn solche von der Norm abweichenden Verhaltensweisen gelegentlich vorkommen, ist der Körper in der Lage, das auszugleichen. Wenn sich das allerdings wiederholt und zur Gewohnheit wird, wird Basisenzym verbraucht, und das führt zum Zusammenbruch des Enzymgleichgewichts. Deshalb ist eine gut geregelte Lebensführung wichtig, um den übermäßigen Verbrauch von Basisenzym zu verhindern. Leute, die oft bis spät in die Nacht aufbleiben oder andere Dinge tun, die der Gesundheit abträglich sind, verschwenden viel Basisenzym. Die eigentliche Ursache für den plötzlichen Tod durch Überarbeitung könnte deshalb auch die totale Erschöpfung des Enzymvorrats sein.

Der Arztberuf ist nicht gerade einfach, aber seit ich vor

über 45 Jahren diesen Beruf ergriffen habe, habe ich meine Arbeit kein einziges Mal aus gesundheitlichen Gründen versäumt. Denn ich halte mich an eine Lebensweise, die das Basisenzym nicht erschöpft. Meine Lebensweise und meinen Tagesablauf werde ich Ihnen im folgenden Abschnitt erklären, aber nicht mit der Absicht, dass Sie mich hundertprozentig nachahmen, denn jede Person hat ihren eigenen Rhythmus. Doch unabhängig von Ihrem individuellen Lebensrhythmus ist es für die Bewahrung Ihrer Gesundheit unabdingbar, kontinuierlich ein gut geregeltes Leben zu führen. Aus diesem Grund wäre ich höchst erfreut, wenn mein Tagesprogramm Ihnen ein paar nützliche Anregungen geben könnte.

Dr. Shinyas Tagesablauf

Morgen

Nach dem Aufwachen um 6 Uhr morgens beginne ich den Tag mit Lockerungsübungen für Hände und Füße. Nachdem ich Arme und Beine locker geschüttelt habe, stehe ich auf und öffne die Fenster, um die frische Morgenluft tief einzuatmen. Dabei wird die verbrauchte Luft, die sich über Nacht in meiner Lunge angesammelt hat, durch frische Luft ersetzt. Dann lege ich mich wieder aufs Bett und mache auf dem Rücken liegend ein paar lockere Übungen: Abwechselnd hebe ich meine Arme, links und rechts, und genauso meine Beine; danach beide Arme und beide Beine. Anschließend führe ich ein paar leichte Stretchingübungen durch, mit denen ich allmählich meinen Blut- und Lymphkreislauf in Gang bringe.

Nachdem ich meinen Kreislauf angeregt habe, stehe ich auf, um je links und rechts 100 Karate-Fauststöße und danach fünf Minuten Stretching-Grundübungen zu machen.

Im Anschluss an meinen Frühsport gehe ich in die Küche und trinke langsam 0,5 bis 0,75 Liter gutes Wasser mit einer Temperatur von etwa 20 °C. Wenn das Wasser nach ungefähr 20 Minuten in den Darm gelangt ist, esse ich frisches, enzymreiches Obst. Mein eigentliches Frühstück folgt dann 30 bis 40 Minuten später. Es besteht vor allem aus braunem Naturreis, dem fünf bis sieben andere Getreidearten zugemischt sind. Als Beilage esse ich gedünstetes Gemüse, *Nattō**, *Nori* und eine Handvoll eingeweichte *Wakame**.

---

* *Nattō* ist ein traditionelles japanisches Lebensmittel aus fermentierten Sojabohnen, dem zahlreiche gesundheitsfördernde Wirkungen zugeschrieben werden, die teils der Bohne selbst, teils den bei der Fermentierung gebildeten Enzymen zu verdanken sind.
* Zu *Wakame* und *Nori* s. hinten Anhang, Heilnahrung, S. 232f.

Nachmittag

Nach 11 Uhr trinke ich einen halben Liter Wasser, und 30 Minuten später esse ich etwas Obst. Wenn ich unterwegs bin oder kein Obst im Haus ist, geht es auch ohne. Übrigens essen die meisten Leute Obst gewöhnlich als Nachtisch, aber ich möchte Ihnen empfehlen, lieber 30 Minuten vor den Mahlzeiten so viel Obst wie möglich zu essen. Frische enzymreiche Früchte sind gut verdaulich, und wenn man sie vor einer Mahlzeit verzehrt, unterstützen die Enzyme die Funktionen des gastrointestinalen Systems, heben den Blutzuckerspiegel und verhindern so, dass Sie zu viel essen.

Auch wenn Sie zu den Mahlzeiten ungekochte rohe Nahrung wie Salate essen, wird das Ihre Verdauung verbessern. Aus diesem Grund wird bei einem Menü mit mehreren Gängen zuerst Salat serviert und danach als Hauptgang tierisches Eiweiß wie Fleisch oder Fisch. Da der Magen nicht zu viel rohes Gemüse auf einmal vertragen kann, esse ich mehr gekochtes Gemüse. Wenn man jedoch das Gemüse zu lange erhitzt, gehen die Enzyme verloren. Deshalb esse ich meist Gemüse, das entweder gedünstet oder für zwei Minuten blanchiert wurde.

Mein Mittagessen nehme ich mir meistens von zu Hause mit. Gelegentlich gehe ich mittags auch mit Freunden ins Restaurant, aber im Allgemeinen esse ich mein hausgemachtes Mittagessen, das in erster Linie aus Naturreis besteht, dem ich verschiedene Getreidesorten untermische.

Nach dem Mittagessen ruhe ich mich ungefähr 20 bis 30 Minuten aus. Eine kurze Ruhepause bringt die Müdigkeit des Vormittags zum Verschwinden, und dann kann ich meine Nachmittagsarbeit mit klarem Kopf angehen.

Abend

Nach dem Mittagessen versuche ich möglichst nichts mehr zu essen. Gegen 16.30 Uhr trinke ich wieder einen halben Liter Wasser. Eine halbe Stunde später esse ich dann Obst, und 30 bis 40 Minuten später ist es Zeit für das Abendessen. Nach meiner Meinung sollten wir so viel Obst essen, wie wir mögen. Allerdings empfehle ich Ihnen, das vor den Mahlzeiten zu tun und nicht als Nachtisch.

Zum Abendessen gibt es Gerichte aus frischen Zutaten, die ich gleich nach der Zubereitung verzehre. Dabei bemühe ich mich stets, meine Nahrung wirklich gründlich zu kauen. Die Zusammensetzung meines Abendmenüs unterscheidet sich kaum von der meines Frühstücks.

In meiner Familie unterhalten wir uns beim Essen kaum, denn wir legen Wert darauf, unser Essen gut zu kauen. Wenn wir sprechen, tun wir das erst, nachdem wir unseren Bissen vollständig gekaut und hinuntergeschluckt haben. Während des Sprechens sollte man nichts im Mund haben. Dabei geht es nicht allein um gute Manieren, sondern auch darum, zu verhindern, dass Nahrung in die Luftröhre gelangt oder wir mit der Nahrung Luft hinunterschlucken.

Wer nach dem Abendessen gern etwas trinkt, kann das tun, aber ich habe es mir zur Regel gemacht, möglichst weder Kaffee noch grünen Tee zu trinken. Stattdessen ziehe ich es vor, organischen Kräutertee, Buchweizentee oder Gerstentee zu trinken. Bei Buchweizen- und Gerstentee sollten Sie jedoch bedenken, dass sie in einem gut verschlossenen Gefäß aufbewahrt werden müssen, um das Oxidieren zu verhindern. Am besten wäre es, solche Tees unmittelbar nach dem Rösten zu trinken, aber da sich das in unserem geschäftigen Alltag nicht so leicht bewerkstelligen lässt, sollten nur kleine Mengen gekauft und nach dem Öffnen so schnell wie möglich aufgebraucht werden.

Nachdem ich das Abendessen gegen 18 Uhr bis 18.30 Uhr beendet habe, nehme ich weder feste Nahrung noch Wasser zu mir, bis ich fünf Stunden später zu Bett gehe. Wenn ich in den heißen Sommermonaten durstig werde, trinke ich eine Stunde vor dem Schlafengehen gerade genug, um diesen Durst zu löschen (ungefähr ein Glas). Grundsätzlich ist es aber besser, spät abends oder nachts kein Wasser mehr zu trinken.

Powernaps –
Energie durch Fünf-Minuten-Schlaf

Nach dem Mittagessen mache ich gewöhnlich eine Siesta von ungefähr 20 bis 30 Minuten. Wenn ich mich zu anderen Zeiten müde fühle, erfrische ich mich mit Fünf-Minuten-*Powernaps*. Bei diesen kurzen, energiespendenden Nickerchen ist es am wichtigsten, dass Sie in einer entspannten Haltung ruhen. Ich liege dabei oft auf dem Bauch, aber Sie können auch auf einem Stuhl sitzen und die Beine hochlegen, wenn Sie sich dabei entspannen können.

Sie mögen sich fragen, wie Sie Ihre Müdigkeit in nur 20 bis 30 Minuten loswerden können. Müdigkeit zu reduzieren, bedeutet, dafür zu sorgen, dass die Homöostase Ihres Körpers wieder gut funktioniert. Ruhe und Schlaf bewirken, dass sich die erschöpften Funktionen Ihres ganzen Organismus – wie der Blut- und Lymphfluss, das Nervensystem und die inneren Sekretionen – wieder normalisieren. Warum verbessert Ruhe die Homöostase? Ich habe dafür eine eigene Theorie: Wenn Sie wach und aktiv sind, bedeutet das, dass Sie einen erhöhten Enzymverbrauch haben. Wenn Sie also in entspannter Haltung ausruhen, ruhen während dieser Zeit auch verschiedene Körperfunktionen. Selbst wenn es sich nur um wenige Minuten handelt, werden die Enzyme, die zum Beispiel für Bewegung und verschiedene Aktivitäten nötig sind, während dieser Zeit freigesetzt, um stattdessen in den ermüdeten Bereichen zu wirken und die Homöostase wiederherzustellen.

Bei Müdigkeit und Schläfrigkeit werden Sie sich tatsächlich schneller erholen, wenn Sie sich einfach fünf oder zehn Minuten Ruhe gönnen. Arbeiten Sie nämlich trotzdem weiter, obwohl Sie ermüdet und schläfrig sind, werden Sie kaum effektiv arbeiten können. In jüngster Zeit hat man sogar in der Arbeitswelt begonnen, die positiven Wirkungen von *Powernaps* anzuerkennen, und manche Firmen haben sogar schon entsprechende Ruheräume für ihre Mitarbeiter eingerichtet.

In meiner Klinik ist die Stunde zwischen 12 Uhr und

13 Uhr für die Ruhe bestimmt. Aber wie in einer medizinischen Praxis nicht anders zu erwarten, können nicht alle Mitarbeiter zur gleichen Zeit ausruhen. Deshalb wird bei uns in Schichten zu Mittag gegessen und geruht. Sollte während der Ruhezeit ein Anruf für eine Person kommen, die gerade ausruht, wird sie nur im Notfall ans Telefon gehen. Wenn Sie also einen heimlichen Blick in die Hinterräume meiner Klinik werfen könnten, würden Sie sehen, wie Ärzte und Schwestern in den von ihnen bevorzugten Körperhaltungen Powernaps machen.

Schlaf spielt eine äußerst wichtige Rolle bei der Aufrechterhaltung der körperlichen Rhythmen. Deshalb ist ein gut geregeltes Leben selbstverständlich synonym mit frühem Schlafengehen und frühem Aufstehen. Wenn die Zeiten für bestimmte wichtige Verrichtungen festgelegt sind – wie zum Beispiel, wann man schlafen geht und aufwacht, wann man seine Mahlzeiten zu sich nimmt und ausruht –, wird die Homöostase nicht belastet. Das ist auch ein wirksames Mittel, um den übermäßigen Verbrauch von Basisenzym zu verhindern.

Gegenwärtig ist der Jetlag bei Langstreckenflügen mein größtes Problem. Mein ständiger Wohnsitz ist eigentlich New York, aber ich gehe auch zweimal im Jahr für zwei Monate nach Japan, um dort zu arbeiten. Der Zeitunterschied zwischen New York und Japan beträgt 13 bis 14 Stunden und macht mir jedes Mal ziemlich zu schaffen. Da dabei meine körperlichen Rhythmen zwischen Tag und Nacht wechseln, brauche ich immer ungefähr zwei Wochen, um mich an den neuen Rhythmus zu gewöhnen. Nach meinen

Beobachtungen dauert es etwa so lange, bis sich meine Nieren, die Leber und die Verdauungsfunktionen vollständig umgestellt haben.

Wenn Sie ein natürliches Schlafbedürfnis empfinden, das Ihren körperlichen Rhythmen entspricht, signalisiert Ihnen das wahrscheinlich die beste Zeit zum Schlafen. Manche Leute nehmen gewohnheitsmäßig Schlafmittel, weil sie unter Schlaflosigkeit leiden, aber diese Medikamente wirken unmittelbar auf das Gehirn, und das macht sie sehr gefährlich. Da Schlaftabletten eine Menge Enzyme im Gehirn verbrauchen, werden diese Menschen schneller senil oder dement. Wenn jemand, der regelmäßig Schlafmittel einnimmt, feststellen sollte, dass er in jüngster Zeit immer vergesslicher wird, dann ist das ein ernstes Warnsignal. Auf keinen Fall sollte man leichtfertig Medikamente einnehmen. Wenn Sie ein gut geregeltes Leben führen und Powernaps machen, sobald Sie unter Tag schläfrig werden, werden Sie vermutlich keine Medikamente benötigen. Die Homöostase Ihres Körpers wird dann ausgeglichen sein, und Sie werden auch kein Problem haben, in der Nacht gut zu schlafen.

Übertriebener Sport bringt hundert Schäden, aber keinen Nutzen

Sport in Maßen ist notwendig, um ein gesundes Leben zu führen. Auch ich mache jeden Morgen meinen Frühsport. Im menschlichen Körper gibt es fünf Arten von »Fluss«:

Blut- und Lymphfluss, Magen-Darm-Fluss, Harnfluss, Luft-fluss und Qi-Fluss (den Fluss der inneren Energie). Wichtig ist, dass kein »Fluss« behindert wird, und Bewegung ist das Mittel, dass in allen Fällen für ungehindertes Fließen sorgt.

Wenn man den ganzen Körper bewegt, verbessern sich der Blut- und Lymphfluss. Dadurch wird der ganze Stoffwechsel aktiviert und die lebensnotwendigen Vitamine und Mineral-stoffe werden leichter zu allen Körperzellen transportiert. Das wiederum schafft ein Milieu, in dem die Enzyme besser wirken können, und führt letztlich zu einer Steigerung aller Funktionen des Organismus. Dies geschieht allerdings nur, wenn man Sport im richtigen Ausmaß betreibt.

Denn zu viel Sport kann der Gesundheit auch schaden. Je mehr Sport man treibt, desto mehr freie Radikale werden im Körper gebildet. So gibt es immer wieder vereinzelte Fälle, wo jemand beim Joggen plötzlich an Herzversagen stirbt. Viele junge Frauen haben es sich zur Gewohnheit gemacht, jeden Tag zu joggen. Aber wissen Sie, was mit dem Körper passiert, wenn Frauen in ihren Zwanzigern fast zehn Kilo-meter am Tag laufen? Versuchen Sie sich in Erinnerung zu rufen, wie Marathonläuferinnen aussehen: Sie sind extrem mager und haben eine flache Brust und schmale Hüften. Das hängt damit zusammen, dass ihr Körper nicht mehr genü-gend weibliche Hormone produziert.

Wenn Sie Ihren Körper zu einseitig und zu extrem belas-ten, kollabiert die Homöostase. Für Ihren Körper ist es bes-ser, wenn Sie in allem das richtige Maß halten. »Maß halten« bedeutet in diesem Zusammenhang nicht, etwas halbherzig zu tun, sondern sich sportlich so zu betätigen, wie es am besten zu Ihrer körperlichen Leistungsfähigkeit, Ihrer Lebensweise und Ihrer mentalen Verfassung passt. Das richtige Maß richtet sich dabei nach den individuellen Bedürfnissen. Bei meinem morgendlichen Training habe ich viele von mir selbst ausprobierte Übungen zu einem maßvollen eigenen Übungsprogramm kombiniert. Wenn Menschen, die bisher kaum Sport gemacht haben, auf einmal mein Programm absolvieren müssten, dürften sie sich wohl erschöpft und gestresst fühlen. Da ein derartiger Stress zur Bildung von freien Radikalen führt, ist anstrengendes Training nicht günstig für die Gesundheit. Wie bereits angedeutet, ist das rechte Maß für jeden Einzelnen verschieden. So gesehen wäre es auf jeden Fall eine ideale Form von Bewegung, jeden Tag drei bis vier Kilometer in seinem eigenen Tempo zu gehen.

Als weitere Übung, die Sie in Ihren freien Minuten machen sollten, möchte ich Ihnen empfehlen, die Augen zu schließen und tief zu atmen. Ein Nutzen dieser Übung ist die bessere »Durchlüftung« Ihrer Lungen. Dabei gelangt frischer Sauerstoff in Ihren Körper, aktiviert Ihren Stoffwechsel und verbessert den Fluss von Blut und Lymphe sowie den Verdauungsfluss. Wenn Sie jeden Tag mehrere Dutzend Male Tiefatmung praktizieren, können Sie genügend lebensnotwendigen Sauerstoff aufnehmen, ohne anstrengenden Sport zu treiben. Außerdem wirkt Tiefatmung stimulierend auf die parasympathischen Nerven, stabilisiert Ihre mentale Verfassung und verbessert die Immunfunktion. Deshalb möchte ich Ihnen empfehlen, regelmäßig und in Maßen auf eine Weise Sport zu treiben, dass Sie Spaß daran haben und keinen Stress empfinden. Wie bei der gesunden Ernährung liegt auch bei sportlicher Betätigung die Kraft in einer regelmäßigen Praxis.

Warum hat Chaplin mit 73 noch Kinder bekommen?

Ein wichtiges Thema, über das man im Zusammenhang mit gesunder Lebensführung reden sollte, ist das Sexualleben. In jüngster Zeit haben mir viele junge Paare von Sexualproblemen wie mangelnder Libido, Sterilität und Erektionsstörungen berichtet. Nach meiner Auffassung bedeutet volle Gesundheit, dass alle Körperfunktionen einschließlich der Sexualität regelmäßig aktiv sind.

Unabhängig von ihrem Gesundheitszustand antworten viele Leute in den Sechzigern auf die Frage nach ihrem Sexualleben: »Ich habe diese Fähigkeit verloren«, oder »Ich habe kein Interesse und keine Lust mehr«. Aber vom medizinischen Standpunkt aus ist das unnatürlich, denn nach meiner Überzeugung endet das Sexualleben des Menschen erst mit seinem Tod.

Wenn man die körperlichen Funktionen in dieser Hinsicht betrachtet, sollte ein wirklich gesunder Mann bis zum Alter von 75 morgendliche Erektionen und eine gesunde Frau bis Mitte fünfzig regelmäßige Monatsblutungen haben. Frauen erreichen dieses Stadium in einem – verglichen mit Männern – relativ jungen Alter, weil sie Kinder gebären. Schwanger zu sein bedeutet, im Inneren des Körpers neues Leben zu schaffen, und das ist für jede Frau eine gewaltige physische Belastung, die sich von seelischem Stress erheblich unterscheidet. Deshalb braucht eine Frau jugendliche Energie, um diese Belastungen auszuhalten. Der Geburtsvorgang an sich ist lebensgefährlich, und dieses Risiko wächst mit zunehmendem Alter. Die Kalziumvorräte der Mutter werden dabei stark erschöpft, und sie verbraucht Enzyme für zwei Personen statt nur für sich allein. Die Fähigkeit des Organismus, den Vorrat an Basisenzym wieder aufzufüllen, mindert sich im Alter ebenfalls.

Auf jeden Fall lassen die körperlichen Funktionen des Menschen im Lauf des Alterungsprozesses nach. Vielleicht ändert der Organismus ab der Lebensmitte sein hormonelles Gleichgewicht deshalb, damit man anschließend sein Leben für sich allein leben und genießen kann. Nehmen wir einmal an, eine Frau würde hundert Jahre alt werden. Wenn sich ihr hormonelles Gleichgewicht zur »Halbzeit« mit fünfzig ändert, gibt ihr der Körper so zu verstehen, dass die Zeit der Fortpflanzung vorbei ist. Ich vermute, dass es sich dabei um eine Art Schutzmechanismus handelt.

Männer können sich ihre Fortpflanzungsfähigkeit länger bewahren als Frauen, weil sie nicht mit so großen körperlichen Belastungen und Risiken wie Schwangerschaft und Geburt konfrontiert werden. Wenn sie gesund bleiben, können ihre Drüsen das ganze Leben lang Sperma bilden. Der Maler Pablo Picasso, der noch mit neunzig die Welt der Kunst bereicherte, wurde mit 67 Jahren Vater. Charlie Chaplin war viermal verheiratet und bei der Geburt seines letztes

Kindes 73. Und um auch Beispiele von berühmten Japanern zu nennen: Der Filmstar Ken Uehara bekam vor einem Jahrzehnt mit 71 Jahren ein Kind, und der Kabuki-Schauspieler Tomijūrō Nakamura wurde mit 74 noch einmal Vater.

Verstehen Sie mich aber bitte nicht falsch! Ich trete nicht dafür ein, dass ältere Leute Kinder haben sollten, sondern versuche nur, deutlich zu machen, dass die Reproduktionsfähigkeit des Körpers mit der Bewahrung der Gesundheit zusammenhängt. Den oben genannten vier Künstlern war gemeinsam, dass sie sich guter Gesundheit erfreuten und eine lange, aktive Karriere hinter sich hatten. Natürlich haben auch die Enzyme einen großen Einfluss auf das Sexualleben. Es besteht ein eindeutiger Zusammenhang zwischen einer Lebensweise, bei der das Basisenzym nicht erschöpft wird, und der Bewahrung der Sexualfunktionen.

»Ohne das Wirken der Enzyme
kannst du nicht einmal
eine Sekunde lang leben.«
Dr. Shinya

Kapitel IV

Dem Lebensskript folgen

Obwohl die medizinische Wissenschaft in den letzten hundert Jahren große Fortschritte gemacht hat, nimmt seltsamerweise die Zahl der Erkrankungen von Jahr zu Jahr zu. Warum gibt es nicht weniger kranke Menschen, wenn die Medizin so enorme Erfolge vorzuweisen hat? Könnte das damit zusammenhängen, dass die Grundprämisse der modernen Medizin falsch ist? Die moderne Medizin basiert auf dem Therapie-Prinzip – das bedeutet: Krankheiten diagnostizieren, behandeln und kurieren. Ich denke, dass hier der Fehler liegt, denn wahre Medizin sollte es sich in erster Linie zum Grundsatz machen, die Gesundheit zu bewahren, statt sich auf die Behandlung von Krankheiten zu konzentrieren.

Vor über dreißig Jahren habe ich begonnen, mich ernsthaft mit den Zusammenhängen zwischen Ernährung und Gesundheit zu befassen. Nachdem ich damals in den USA

Magen und Darm von Tausenden Amerikanern untersucht und dabei festgestellt hatte, dass die Merkmale des Gastrointestinaltrakts ein zuverlässiges Gesundheitsbarometer sind, erkannte ich, dass die Verbesserung der Magen-Darm-Merkmale der kürzeste Weg zur Verbesserung des allgemeinen Gesundheitszustands ist. Während ich mich zuerst darum bemühte, die Technik der koloskopischen Polypektomie zu entwickeln und zu propagieren, um kranken Menschen zu helfen, forschte ich auch weiterhin nach der Hauptursache von Krankheit.

Zu diesem Zweck befasste ich mich mit zahlreichen wissenschaftlichen Artikeln und Studien, sammelte klinische Daten unter Mitwirkung meiner Patienten, überprüfte die Wirkung von Medikamenten im Selbstversuch und beobachtete auch das Verhalten von Tieren in freier Natur. Dabei kam ich zu folgendem Ergebnis: »Wer gegen die Gesetze der Natur verstößt, die für alles in dieser Welt gelten, wird krank.« Bei wilden Tieren findet man nur selten Krankheiten, die mit ihrem Verhalten und ihrer Lebensweise zusammenhängen. Denn wenn ein Tier in der freien Natur, wo es weder Ärzte noch Medikamente gibt, krank wird, muss es mit großer Wahrscheinlichkeit sterben. Andererseits gibt es aber auch kaum wilde Tiere mit latenten Krankheiten wie bei vielen Menschen. Weshalb werden sie dann nicht krank? Weil sie ihr Leben in Übereinstimmung mit den Naturgesetzen führen.

Ich bin davon überzeugt, dass wir alle ein erfülltes und gesundes Leben genießen können. Allerdings ist nicht zu leugnen, dass manche Menschen dazu bestimmt sein mögen, von Anfang an unter Krankheit zu leiden. Der Grund für solche angeborenen Beschwerden sind wahrscheinlich schlechte Erb- oder Umweltfaktoren. In dieser Welt gibt es keine Wirkung ohne Ursache. Die Ursachen vieler ererbter Krankheiten sind unbekannt, was aber nicht heißt, dass sie keine Ursachen hätten – wir können sie nur noch nicht erkennen.

Wir sind auf ein gesundes Leben programmiert

Doch sind wir denn nicht mit dem notwendigen Drehbuch für ein langes und gesundes Leben geboren worden? Dies möchte ich als unser »Lebensskript« bezeichnen. Wilde Tiere scheinen instinktiv zu wissen, was sie zu tun haben, um zu überleben. Ihnen ist ihr eigenes Lebensskript einprogrammiert, und sie folgen seinen Anweisungen von allein. So ist das Gebiss von Fleischfressern und Pflanzenfressern verschieden, weil es ihnen bestimmt ist, welche Art von Futter sie fressen sollen. Die Zahl und die Anordnung unserer Zähne sind ein perfektes Beispiel für das Wirken der Naturgesetze.

Das gilt auch für uns Menschen: Wir haben ebenfalls unser eigenes Lebensskript, das wir aber in unserer Arroganz meistens ignorieren. Ein Grund dafür ist unsere Gier. Unsere Denkfähigkeit, ein Geschenk des Himmels, wird immer wieder missverstanden, denn viele Menschen halten sich für besondere Lebewesen einer höheren Klasse als die Tiere. Das führt dazu, dass wir Tiere nach Belieben züchten und manipulieren, oft als Nutztiere und Haustiere.

Die menschliche Zivilisation ist von der Gier geprägt. Unser Verlangen nach schmackhafter Nahrung hat uns dazu verleitet, Lebensmittel zu essen, die nicht in der Natur vorkommen. Unser Drang nach einem komfortablen Leben mit allen modernen Annehmlichkeiten hat zur Zerstörung der natürlichen Umwelt geführt. Unser Streben nach profitableren Anbaumethoden hat zur Entwicklung und zum Einsatz von Agrarchemikalien geführt. Unser Wunsch nach mehr Land und Geld hat zu Streit und Zwietracht geführt. Vielleicht ist Krankheit eine Art Währung, mit der die Menschen heute für ihre ständig wachsende Gier bezahlen müssen.

Es ist an der Zeit, dass die Medizin ihre Fehler erkennt. Wir Menschen sind ein Teil der Natur. Um gesund leben zu können, müssen wir den Gesetzen der Natur und dem uns bestimmten Drehbuch des Lebens folgen. Übergewichtige Personen haben Hungergefühle, weil ihnen notwendige Nährstoffe fehlen. Menschen, die an Durchfall oder an Verstopfung leiden, essen nicht das, was für sie geeignet wäre. Und so werden wir krank, weil wir die Gesetze der Natur missachten.

Deshalb bin ich davon überzeugt, dass die Medizin in Zukunft die Aufgabe hat, die Gesetze der Natur zu beachten, unser Lebensskript zu berücksichtigen, unsere angeborene Fähigkeit zur Selbstheilung zu wecken und Gesundheitsvorsorge und -pflege zu betreiben, anstatt sich darauf zu beschränken, Krankheiten mit allen Mitteln zu unterdrücken wie bisher.

Spezialisierung verdirbt die Mediziner

Um in der Medizin den Gesetzen der Natur zu folgen, sollte man in einem ersten Schritt die Auswüchse der medizinischen Spezialisierung begrenzen. Denn die Spezialisierung nach einzelnen Organen bedeutet, ausschließlich den Baum, aber nicht den Wald zu sehen. Doch in der Natur existiert nichts für sich allein, alles beeinflusst sich gegenseitig und erhält sich auf diese Weise im Gleichgewicht.

In Japan machte in jüngster Zeit eine Initiative, den »Wald zu pflanzen, um das Meer zu nähren«, Schlagzeilen. Dieses Projekt wurde von Fischern gestartet, die sich fragten, warum die Zahl der Fische im Meer plötzlich abgenommen hatte. Sie hatten herausgefunden, dass wegen irgendwelcher Bauprojekte vor Jahren eine große Zahl von Bäumen in den Bergen abgeholzt worden war. Dabei entdeckten sie, dass ein Zusammenhang zwischen dem Abholzen der Bäume und dem Rückgang der Fischbestände bestand. Das Projekt der Fischer zielte darauf ab, in den Bergen wieder Bäume zu pflanzen, um die Fische »zurückzuholen«. Auf den ersten Blick scheint kein Zusammenhang zwischen den Bäumen im Bergwald und den Fischen im Ozean zu bestehen, aber im Kreislauf der Natur sind diese beiden Dinge eng miteinander verbunden.

Das gilt auch für den menschlichen Körper. Die verschiedenartigen Funktionen der 60 Billionen Körperzellen, die für die fünf Arten von »Fluss« sorgen (Blut- und Lymphfluss, gastrointestinaler Fluss, Harnfluss, Luftfluss und Qi- oder Energiefluss), sind alle eng miteinander verflochten.

Wenn die Medizin diese Vernetzung ignoriert und nur einzelne Organe behandelt, verliert sie den Blick für das Ganze. Wird die Spezialisierung in der medizinischen Behandlung im jetzigen Tempo fortgeführt, wird es in naher Zukunft keine richtigen Ärzte mehr geben. Dann bleiben uns nur Fachärzte, die sich bestens in ihrem Fachgebiet auskennen, aber unfähig sind, die Gesundheit ihrer Patienten als Ganzes zu untersuchen. Selbst wenn schon ein Blick in die Augen verrät, dass ein Patient Beschwerden hat, führt ein Gastroenterologe vielleicht bloß eine Koloskopie durch. Findet er dann keine Polypen im Darm, erklärt er den Patienten für gesund: »Gratuliere, Ihnen fehlt nichts. Sie haben weder Polypen noch Krebs.« Dies ist ein ziemlich verantwortungsloses Verhalten, denn eine einfache koloskopische Untersuchung allein reicht nicht aus, um den Gesundheitszustand eines Menschen insgesamt zu beurteilen.

Manche Leute nennen mich »die Nummer eins für chirurgische Endoskopie des Magen-Darm-Trakts in den USA«, aber ich halte mich nicht für außergewöhnlich begabt. Es geht mir lediglich darum, jeden Tag meine Patienten zu behandeln, indem ich aufmerksam auf die Botschaften ihres Körpers höre. In letzter Zeit gehört es in Amerika zum medizinischen Standard, bei Brustkrebspatientinnen auch den Dickdarm zu untersuchen. Tatsächlich war ich der Erste, der diese Idee hatte. Damals wurde ich für diese Entdeckung allgemein gelobt, aber ehrlich gesagt hätten auch andere Ärzte das feststellen können, wenn sie den Körper ihrer Patientinnen als Ganzes gründlich untersucht hätten.

Wenn eine Person mit Krebs zu mir kommt, weiß ich,

dass sie Krebs hat, ohne ins Innere ihres Körpers schauen zu müssen. Warum das so ist, ist schwer in Worte zu fassen, aber ich habe in Anwesenheit von Krebskranken das Gefühl, dass mir meine Lebensenergie (jap. *Ki*, chin. *Qi*) abgezogen wird. Wenn ich mit Kollegen darüber spreche, ernte ich meistens ein süffisantes Lächeln. Das ist bei mir jedoch kein reines »Bauchgefühl«, sondern eine sehr konkrete Intuition aufgrund meiner umfassenden klinischen Erfahrung.

Eine 38-jährige Patientin klagte einmal während einer Konsultation: »Herr Doktor, ich habe hier Krebs.« Dabei deutete sie auf den Oberbauch, und ich hatte dabei dasselbe Gefühl. Bevor sie jedoch zu mir gekommen war, hatte sie schon viele Ärzte aufgesucht und viele Tests hinter sich gebracht – überall mit dem Ergebnis »Kein Befund«. Selbst nach einer gründlichen endoskopischen Untersuchung konnte ich keine Symptome von Krebs entdecken. Ich dachte, dass es kaum Grund zur Sorge gab, weil diese Frau noch jung war, aber da sie hartnäckig darauf beharrte, dass etwas nicht in Ordnung sei, injizierte ich ein Kontrastmittel in den Gallengang und machte eine Röntgenuntersuchung. Weil der Gallengang extrem eng ist, lässt er sich nicht mit dem Endoskop untersuchen. Eine derartige Untersuchung wird normalerweise nicht durchgeführt, aber mit diesem Verfahren konnte ich einen Tumor von der Größe der Fingerspitze des kleinen Fingers im Gallengang entdecken.

Ein anderer Patient kam zu mir in die Sprechstunde und erklärte, dass er sicher Magenkrebs hätte. Auch bei dieser Person hatten die bisherigen endoskopischen Untersuchungen normale Befunde ergeben. Aber auch in diesem Fall klagte der Patient hartnäckig über Beschwerden, und da ich ebenfalls vermutete, dass etwas nicht in Ordnung wäre, bestellte ich ihn nach zwei Monaten zur Nachuntersuchung, bei der ich kleines Geschwür im Magen entdeckte. Nach einer Biopsie und der Untersuchung der Gewebeprobe zeigte sich, dass sich ein Skirrhuskarzinom[*] entwickelt und unter der Magenschleimhaut ausgebreitet hatte. Diese Art von Karzinom ist extrem gefährlich, denn es wächst sehr schnell und ist auch mit dem Endoskop nur äußerst schwer zu entdecken, weil es sich unter der Magenschleimhaut verbirgt. Wenn ich jenen Patienten nach zwei Monaten nicht erneut untersucht hätte, hätte der Krebs wohl fatale Folgen gehabt.

Die Zeit, die den Ärzten für die Untersuchung ihrer Patienten bleibt, ist heutzutage sehr begrenzt. In dieser kurzen Zeit konzentriert sich der Arzt darauf, ein SOS-Signal aus dem Körper des Patienten zu erhalten. Leider sind nur wenige Ärzte bereit, auf den Körper des Patienten zu hören, weil die heutige Gesundheitsfürsorge vollständig spezialisiert ist.

Sicher hat schon jeder von Ihnen die Erfahrung gemacht, dass Sie zuerst einmal entscheiden müssen, zu welchem Arzt Sie gehen möchten, bevor Sie sich untersuchen lassen. Ohne Umschweife wird der Arzt Sie gleich fragen: »Was hat Sie heute zu mir geführt?« Sollten Sie dann antworten: »Ich habe Magenschmerzen«, dann wird Ihr Magen untersucht.

---

* *Skirrhuskarzinom*, auch Magenszirrhus (*linitis plastica*): Karzinom von besonders harter Konsistenz; ein diffus-infiltrativ wachsendes kleinzelliges Magenkarzinom mit sekundärer Schrumpfung, schwieliger Verdickung und Starre der Magenwand, das auch auf Speiseröhre und Darm übergreifen kann.

Wenn der Arzt nichts Anomales im Magen vorfindet, werden Sie mit dem Segen des Arztes und den Worten »Alles in Ordnung bei Ihnen!« nach Hause geschickt. Solange der Patient nicht um weitere Untersuchungen bittet, ist die Konsultation damit beendet. In vielen Fällen ignorieren die Ärzte sogar die Bitten ihrer Patienten: »Das bilden Sie sich nur ein. Weitere Untersuchungen sind unnötig«, und schicken sie einfach weg. Aber wie Sie sich denken können, halte ich es für notwendig, dass die Ärzte ihren Patienten aufmerksam zuhören und das, was sie erfahren, ernst nehmen.

Ich bin sehr besorgt über die gegenwärtige Situation unseres allzu spezialisierten Gesundheitssystems, denn ich bin fest davon überzeugt, dass man in diesem System nicht wahrhaft als Arzt wirken kann. In meiner New Yorker Klinik führe ich zuerst eine allgemeine Untersuchung aller Körperorgane durch, um die Ängste und den Stress meiner Patienten möglichst zu zerstreuen. Bevor ich den Magen-Darm-Trakt endoskopisch diagnostiziere, prüfe ich mit Einverständnis der Patienten den Hautzustand, den Blutdruck, den Puls, die Sauerstoffkapazität, die Schilddrüse, Anomalien in den Gelenken und Muskeln und bei Frauen die Brust. Patientinnen frage ich auch, ob sie eine Untersuchung ihres Gebärmutterhalses wünschen. Wenn sie damit einverstanden sind, führe ich diese Untersuchung mit dem Koloskop durch. Sie dauert weniger als eine Minute, und meine Patientinnen sind anschließend sehr zufrieden, weil ihnen das den zusätzlichen Gang zum Gynäkologen erspart. Obwohl ich eigentlich Facharzt für Gastroenterologie bin, führe ich zusätzlich Untersuchungen an Prostata, Brust und Gebärmutterhals durch, weil sie für mich eine Quelle nützlicher Informationen sind.

Lieber »Gesundheit in zehn Jahren« als »heute Abend ein Steak«

Bei der Untersuchung aller möglichen Krankheiten kann ich eine ganze Menge lernen. So befrage ich meine Patientinnen bei einer Brustkrebsuntersuchung zum Beispiel nach ihren Ernährungsgewohnheiten. Durch diese Befragungen lässt sich ein kausaler Zusammenhang zwischen Ernährung und Krankheit feststellen. So habe ich herausgefunden, dass die meisten Brustkrebspatientinnen gerne Kaffee trinken, häufig Milchprodukte wie Milch, Käse und Joghurt verzehren und hauptsächlich Fleisch essen. Bei vielen Frauen, die sich auf diese Weise ernähren, fühlen sich die Brüste zystisch-fibrös an, auch wenn sich noch kein Brustkrebs entwickelt hat. Wenn die betroffenen Frauen ihre Ernährungsweise nicht verbessern, besteht für sie ein erhöhtes Brustkrebsrisiko. Deshalb empfehle ich den Patientinnen nachdrücklich, ihre Essgewohnheiten sofort zu ändern. Wenn ich sie frage: »Sie mögen doch sicher Kaffee, Milchprodukte und Fleisch?«, sind sie oft ziemlich überrascht, dass ich das weiß. Nachdem ich ihnen meinen klinischen Befund erklärt und meine Ernährungsempfehlungen und Vorschläge begründet habe, entschließen sich die meisten ohne größeren Widerstand, dem Rat zu folgen.

Sowohl meine therapeutischen Maßnahmen als auch meine Empfehlungen für die richtige Lebensführung basieren auf meinen klinischen Beobachtungen. So habe ich zum Beispiel gelernt, dass es außer der Ernährungsumstellung wirkungsvoll zur Vorbeugung von Brustkrebs beiträgt, sich die Brüste täglich fünf Minuten lang zu massieren. Mir ist nicht bekannt, ob die Krebsspezialisten ihren Patientinnen diese Vorbeugungsmaßnahmen empfehlen. Wenn ich die Patientinnen, die meinen Ratschlägen folgen, nach einem Jahr erneut untersuche, finde ich nicht nur keinen Brustkrebs, sondern stelle außerdem fest, dass das Gewebe in der Brust tatsächlich viel weicher geworden ist. Was mich als Arzt wirklich glücklich macht, ist weniger die Kunst, Krankheiten zu heilen, oder das Lob, ein geschickter Chirurg zu sein, als vielmehr meine Fähigkeit, den Menschen mit latenten Krankheiten präzise Anweisungen zu geben, die ihnen wieder zu guter Gesundheit verhelfen.

Nach so vielen Jahren meiner Tätigkeit in diesem Bereich habe ich ganz klar erkannt, wie wichtig unsere tägliche Nahrung ist. Heutzutage gelten viele Arten von Nahrungsmitteln als »gut für die Gesundheit«, obwohl sie in Wirklichkeit dem Körper schaden. Während der letzten dreißig Jahre habe ich bei Vorträgen, öffentlichen Veranstaltungen und im Patientengespräch unermüdlich über die Zusammenhänge zwischen Ernährung und Gesundheit und über schädliche Nahrungsmittel gesprochen, dabei aber immer wieder feststellen müssen, wie schwierig es ist, gesellschaftlich akzeptierte Normen und Verhaltensweisen zu verändern.

Wenn sich die Spezialisierung im Gesundheitswesen im

jetzigen Tempo weiterentwickelt, wird es für junge Ärzte immer schwieriger werden, die Dinge zu lernen, die man sich nur durch klinische Erfahrung aneignen kann.

In der Zukunft brauchen wir vor allem präventive Medizin, und dazu gehört auch unbedingt das rechte Wissen über Ernährung. Es ist sehr schwer, die Denkmuster von Erwachsenen, deren »gesunder Menschenverstand« bereits geformt ist, zu verändern. Das mag einfacher sein, wenn die betroffene Person krank ist, aber wenn die Leute lediglich latente Krankheiten haben, würden die meisten es wohl vorziehen, »heute Abend ein Steak« als »Gesundheit in zehn Jahren« zu genießen. Bei den Lesern meines Buches habe ich allerdings die Hoffnung, dass ihnen »Gesundheit in zehn Jahren« lieber ist als »heute Abend ein Steak«.

Mir liegt heute vor allem die Erziehung der nächsten Generation am Herzen. Oft ist in diesem Zusammenhang von den drei Säulen der Bildung die Rede: intellektuelle, physische und moralische Bildung. Was ich diesen Säulen hinfügen möchte, ist eine »Ernährungserziehung«, die vielen Menschen bereits während ihrer Schulzeit zu einem korrekten Ernährungswissen verhilft.

Mensch und Mikroorganismen

Haben Sie sich schon einmal überlegt, was mit den toten Fischen im Meer geschieht? Auch wenn man den Meeresboden gründlich absucht, findet man keine Fischgerippe.

Wo also sind diese geblieben? Tatsächlich verschwinden die Gerippe, weil die Mikroorganismen im Meer sie zerlegen, und dann lösen sie sich spurlos auf.

Unsere Welt ist voller Mikroorganismen, auch wenn wir sie mit unseren Augen nicht sehen können. Selbst in sauberer Luft soll es ungefähr 100 Mikroorganismen im Umkreis von einem Zentimeter geben. Mikroorganismen existieren sogar in 10 000 Metern Höhe in der Atmosphäre und in 10 000 Metern Tiefe unter der Erde. Auch überall in den Ozeanen wimmelt es von Mikroorganismen. Selbst im menschlichen Darm gibt es unzählige Mikroorganismen, die die sogenannte Darmflora bilden.

Das bedeutet, dass wir in Symbiose mit Mikroorganismen leben. Es gibt etwa 300 Arten und insgesamt etwa eine Billiarde (10^{15}) Bakterien im menschlichen Verdauungskanal. Ihr Vorhandensein dient bestimmten Funktionen, und vieles, was in unserem Organismus geschieht, wird von diesen Bakterien bewerkstelligt. Ihre wichtigste Aufgabe besteht darin, Enzyme herzustellen, die dann zur Quelle unserer Lebensenergie werden. Die Wissenschaft vermutet, dass die Darmbakterien ungefähr 3000 Arten von Enzymen produzieren. Unter den Darmbakterien gibt es »gute« und »schlechte« Mikroben. Im Allgemeinen bezeichnet man Mikroben, die für den Menschen nützlich sind, wie zum Beispiel Laktobakterien, als »gute Bakterien«. Dagegen gelten diejenigen, die im menschlichen Körper Zersetzung und andere schädliche Prozesse in Gang setzen, als »schlechte Bakterien«. Zu den guten Bakterien gehören auch diejenigen, die antioxidative Substanzen bilden. Wenn im Darm freie Radikale entstehen, werden sie von den antioxidativen Enzymen dieser Bakterien neutralisiert.

Im Dünndarm gibt es zahllose winzige Schleimhauterhebungen, die als Villi (»Darmzotten«) bezeichnet werden. Die zu den »Guten« gehörenden Laktobakterien dringen in die Zwischenräume zwischen den Villi ein. In diesen Villi werden auch viele Zellen für das Immunsystem produziert, wie weiße Blutkörperchen und natürliche Killerzellen. Wenn diese Abwehrzellen Fremdkörper wie Proteine, Bakterien, Viren und Krebszellen bekämpfen, entstehen freie Radikale in großen Mengen. Laktobakterien sind aktiv an der Beseitigung dieser freien Radikale beteiligt. In diesem Zusammenhang habe ich folgende Hypothese aufgestellt: Die freien Radikale, die aus Mangel an guten Bakterien oder anderen Gründen nicht neutralisiert werden können, verursachen eine Entzündung der äußerst feinen Villi, die dadurch zerstört werden. Das führt dann zu Darmentzündungen wie Colitis ulcerosa oder Morbus Crohn[*].

Im Gegensatz dazu sind schlechte Bakterien dazu bestimmt, unverdauliche Substanzen zu zersetzen, und gelten allgemein als toxisch. Aber durch anomale Fermentation von unverdaulichen Substanzen und die dabei gebildeten toxi-

---

[*] *Colitis ulcerosa:* chronische Entzündung der Dickdarmschleimhaut.
Morbus Crohn: chronisch-entzündliche Darmerkrankung, vermutlich eine autoaggressive, chronisch-granulomatöse Entzündung, die im ganzen Magen-Darm-Trakt, vor allem im unteren Dünndarm, auftreten kann.

schen Gase wird der Darm zur Ausscheidung von Gas und Stuhlgang angeregt. Auf diese Weise wird Unverdauliches möglichst rasch aus dem Körper entfernt.

Deshalb bin ich der Meinung, dass man bei den Darmbakterien nicht klar zwischen »guten« und »schlechten« unterscheiden kann. Zusätzlich zu »guten« und »schlechten« Bakterien gibt es auch neutrale Mikroben, die weder toxisch noch nützlich sind. Entscheidend ist, dass sich diese verschiedenen Arten im Gleichgewicht befinden.

Am Beispiel des Proteins haben wir bereits gesehen, dass ein einzelner Nährstoff, der noch so wichtig sein mag, zum Gift für den Körper wird, wenn man zu viel davon aufnimmt. Dasselbe gilt auch für die »schlechten« Bakterien. Wenn sie sich im Darm zu stark vermehren, kann das Probleme verursachen. Jedoch gibt es darunter auch Bakterien, die der Körper zur Bewahrung der Gesundheit benötigt.

Wie bereits erwähnt ist das Gleichgewicht innerhalb der Darmflora sehr fragil, denn Mikroorganismen sind äußerst empfindlich und werden leicht durch ihr Milieu beeinflusst. Wenn das Milieu für die Fortpflanzung günstig ist, werden sie sich im Lauf der Zeit mehrere Tausend Mal, ja sogar mehrere Millionen Mal vermehren. Dagegen werden sie in einem ungünstigen Milieu sehr schnell eingehen.

Die Merkmale der neutralen Bakterien sind zum Teil noch ungeklärt. So beginnen sie zum Beispiel, antioxidative Enzyme zu produzieren, wenn sie vorwiegend von guten Bakterien umgeben sind. Wenn in ihrer Umgebung dagegen die schlechten Bakterien dominieren, werden sie zu schlechten Bakterien mutieren und schädliche Substanzen freisetzen. Die neutralen Bakterien folgen also dem Beispiel der jeweils dominierenden Bakterien ihres Milieus.

Im Allgemeinen haben Menschen eine starke Abneigung gegen schlechte Mikroben, aber es hängt von uns ab, ob wir ein inneres Milieu schaffen, das den schlechten Bakterien günstige Lebensbedingungen bietet oder nicht. Wir können den Mikroorganismen keine Vorwürfe machen, weil wir uns nicht genügend um eine gesunde Ernährung und gute Lebensgewohnheiten bemühen. Ob sich die neutralen Bakterien den guten oder den schlechten Mikroben anschließen, hängt entscheidend von unserem eigenen Verhalten ab.

Ein günstiges Darmmilieu für gute Mikroben

Obwohl Enzyme lebensnotwendig sind, scheint die Enzymmenge, die ein Mensch im Lauf seines Lebens produzieren kann, vorbestimmt zu sein. Das Leben eines Menschen endet, so glaube ich, wenn seine Enzyme aufgebraucht sind. So gesehen könnte man durchaus behaupten, dass das Basisenzym unserer Lebensenergie entspricht.

Freie Radikale sind die größten Räuber unserer kostbaren Enzyme. In unserer modernen Lebenswelt werden freie Radikale in großen Mengen freigesetzt: Stress, Luftverschmutzung, UV-Strahlung, elektromagnetische Wellen, bakterielle oder virale Infektionen, Röntgenstrahlen und andere Formen von Strahlungsbelastung sind alles Faktoren, die zu ihrer Bildung beitragen.

Zusätzlich zu externen Faktoren gibt es auch ungesunde Verhaltensweisen, die zur Entstehung freier Radikale führen, aber mithilfe unserer Willenskraft leicht verhindert werden könnten, wie zum Beispiel Alkoholkonsum, Rauchen, Zusatzstoffe in Lebensmitteln, oxidierte Nahrungsmittel und Medikamente. Da durch diese Stoffe große Mengen an Enzymen verbraucht werden, wird man wahrscheinlich krank, wenn man sich nicht ganz bewusst bemüht, diese Faktoren zu eliminieren.

Da die Enzymmenge in unserem Körper festgelegt ist, brauchen wir die Unterstützung der Darmbakterien, damit diese zusätzliche Enzyme zur Ergänzung unserer eigenen Vorräte produzieren. Der einzige Weg zur Vermehrung dieser Vorräte besteht darin, für ein Darmmilieu zu sorgen, in dem die guten Bakterien mit ihren antioxidativen Enzymen gut gedeihen. Wenn ich den Leuten rate, enzymreiche Nahrung zu verzehren, dann deshalb, weil solche Lebensmittel die guten Bakterien bei der Fortpflanzung unterstützen und so zum Rohstoff für das Basisenzym werden.

Auch in der Natur können wir beobachten, dass die Akkumulation positiver Faktoren schließlich einen positiven Kreislauf in Gang setzt. Wenn Sie sich gut ernähren, gutes Wasser trinken und eine gute Lebensweise pflegen, wird sich Ihr Darmmilieu von selbst so regulieren, dass eine Menge Basisenzym entstehen kann, und das ermöglicht Ihnen ein Leben voller Vitalität.

Wird dagegen ein positiver Zyklus durch eine einzige schädliche Gewohnheit unterbrochen, kann er sich leicht in einen Teufelskreis verkehren. Wenn Sie weiterhin Nahrung tierischen Ursprungs wie Fleisch und Milchprodukte konsumieren, hat das einen negativen Einfluss auf Ihre Fähigkeit, Nährstoffe zu verdauen und aufzunehmen, und das wird Ihr Darmmilieu sehr bald schädigen. Durch die Verschlechterung Ihres Darmmilieus wiederum werden die guten Bakterien verschwinden, und die neutralen Bakterien werden sich den schlechten Mikroben anschließen. Dadurch entsteht ein Milieu, in dem freie Radikale nicht mehr neutralisiert werden können. Da sich außerdem die Verdauungsfunktionen verschlechtern, beginnen unverdaute Nahrungsreste, im Darm zu faulen. Schlechte Bakterien können dann eine Menge toxischer Gase produzieren, indem sie jene Zerfallsprodukte als Nahrung benutzen. Personen, die ungewöhnlich starke und unangenehme Blähungen haben, leiden unter einem solchen negativen Zyklus im Darm. Kleinkinder, die mit Muttermilch gestillt werden, haben keinen übel riechenden Stuhlgang, weil sie ausschließlich die für sie bestimmte lebendige Nahrung zu sich nehmen. Dagegen hat der Stuhl von Kindern, die mit Kuhmilch gefüttert werden, einen ziemlich strengen Geruch.

Obwohl unser Immunsystem die Toxine im Darm bekämpft, sind kaum noch gute Bakterien übrig geblieben, um die bei diesem Kampf entstehenden freien Radikale zu neutralisieren. Als Resultat entstehen an den Darmwänden Schäden durch freie Radikale, welche wiederum Darmpolypen und Krebs Vorschub leisten können. Daher ist es unsere Aufgabe, für ein gutes Darmmilieu zu sorgen, indem wir sorgfältig auf unsere Ernährung und Lebensweise achten. Zunächst kostet es sicher Mühe, einen positiven Kreislauf in

Gang zu setzen und ihn aufrechtzuerhalten. Aber sobald dieser einmal etabliert ist, wird der bisher »angesparte« Basisenzymvorrat gelegentliche Fehltritte kompensieren, auch wenn wir einmal im Monat etwas Fleisch essen oder uns ein Glas Wein gönnen. Wir sollten uns klarmachen, dass uns im Notfall nur ein kontinuierlich aufgebauter Enzymvorrat retten kann.

Der Einfluss des Bodens auf die Gesundheit

Im Westen hat man schon viel länger Nahrung tierischen Ursprungs konsumiert als in Japan, und das Gleichgewicht im Darm von Amerikanern wird durch Fleischverzehr nicht so stark gestört, wie das bei Japanern der Fall ist. Ich habe mich oft gefragt, wie sich dieser Unterschied erklären lässt. Dabei sind mir mehrere Ursachen in den Sinn gekommen. Zuerst einmal hat sich die Esskultur in beiden Ländern im Lauf der Geschichte ganz anders entwickelt. Während man im Westen immer schon Fleisch verzehrt hat, ist das in Japan ein relativ neues Phänomen, das erst in der Meiji-Zeit (1868 bis 1912) eingesetzt hat. So ist der Darm von Japanern, deren Ernährung hauptsächlich aus Getreide und Gemüse bestand, im Verhältnis zur Körpergröße 1,2-mal länger als der von Amerikanern. Entsprechend länger dauert es bis zur Ausscheidung, und da die Nahrung länger im Darm bleibt, sind die negativen Auswirkungen von tierischem Eiweiß auf den Darm umso stärker.

Der zweite Unterschied hängt mit dem Boden zusammen. Schon in einem altchinesischen Sprichwort heißt es: »Körper [und] Boden [sind] nicht zwei.« Das bedeutet, dass zwischen dem menschlichen Körper und dem Boden eine untrennbare Verbindung besteht. Heutzutage haben wir zwar die Möglichkeit, Lebensmittel aus der ganzen Welt zu genießen, aber in erster Linie essen wir immer noch Nahrung, die im eigenen Land angebaut und geerntet wird. Aus diesem Grund hängt die Gesundheit weitgehend vom Zustand des Bodens ab, von dessen Produkten wir uns ernähren.

Als ich vor vielen Jahren zum ersten Mal Gemüse in Amerika sah, war ich wirklich überrascht über seine Größe. Dagegen war japanisches Gemüse wie Auberginen oder Gurken deutlich kleiner. Ich dachte mir, es würde sich wohl um verschiedene Sorten handeln. Aber wenn man japanische Gemüsesamen in Amerika sät, wird man viel größeres Gemüse ernten als in Japan, denn amerikanische Böden enthalten mehr Mineralstoffe und Vitamine als die japanischen. So enthält zum Beispiel amerikanischer Spinat drei- bis fünfmal mehr Kalzium als japanischer. In anderen Tabellen steht, dass 100 Gramm amerikanischer Broccoli 178 Milligramm Kalzium enthält, japanischer Broccoli dagegen lediglich 57 Milligramm. Das bedeutet, dass der Organismus von Amerikanern nicht so stark von einer vorwiegend aus Fleisch bestehenden Kost belastet wird wie bei Japanern, weil ihr Gemüse von nährstoffreicheren Böden stammt. Denn der höhere Mineralstoffgehalt im Gemüse ermöglicht es ihnen, den durch Fleischkonsum verursachten schwach sauren pH-Wert ihres Körpers zu einem gewissen Grad zu neutralisieren.

Früher war ein klarer Unterschied im Körperbau von Amerikanern und Japanern zu erkennen. Heute werden Japaner jedoch viel größer als früher, und als Ursache dafür gilt die allgemeine Umstellung auf eine westliche Ernährungsweise. Das bedeutet, dass sich die japanische Ernährungsweise und der Körperbau von Japanern durch den zunehmenden Konsum von Fleisch, Milch, Käse und Butter verändert haben.

Doch auch wenn sich die Japaner in dieser Hinsicht immer mehr dem Westen anpassen, gibt es einen Faktor, der sich weder verändern noch imitieren lässt: den Boden. Der Reichtum eines Bodens wird durch die Zahl der darin lebenden Kleinstlebewesen und Mikroorganismen bestimmt. In Japan ist der Boden meist vulkanischen Ursprungs und enthält nicht so viele Nährstoffe für die Bodenbakterien.

Was wird nun geschehen, wenn die Japaner weiterhin tierisches Eiweiß konsumieren wie die Menschen im Westen, aber dazu Gemüse essen, das lediglich ein Fünftel des Nährwerts von europäischem oder amerikanischem Gemüse hat? Selbstverständlich wird es ihnen dann an Mineralstoffen und Vitaminen mangeln. Könnte das die Ursache dafür sein, dass die Gesundheit der Japaner viel stärker negativ vom Fleischverzehr beeinflusst wird, weil das Gemüse in Japan von schlechterer Qualität ist? In der Vergangenheit, als die japanische Kost noch aus dem im eigenen Land angebauten Getreide und Gemüse sowie Fisch und Algen aus dem nahen Ozean bestand, war die japanische Kost ideal, um das Gleichgewicht in Ernährung und Gesundheit zu bewahren, und stand im Einklang mit der Natur.

Keine Lebensenergie in chemisch behandelter Nahrung

In der Natur steht alles mit allem in Verbindung und beeinflusst sich gegenseitig, während gleichzeitig ein subtiles Gleichgewicht aufrechterhalten wird. Deshalb haben viele Dinge, die wir Menschen für nutzlos halten, in der Natur ihren Sinn und Zweck.

Im modernen Ackerbau werden häufig Pestizide benutzt, um Wachstums- und Ernteschäden durch Schädlinge zu verhindern. »Schädling« ist jedoch ein vom Menschen geprägter Begriff, denn in der natürlichen Welt gibt es so etwas wie Schädlinge nicht. Die Bauern sind zwar nicht erfreut, wenn Insekten ihre Felder befallen, aber tatsächlich liefern sowohl nützliche als auch schädliche Insekten einen bestimmten Nährstoff, wenn sie sich auf die Pflanzen setzen – Chitin-Chitosan. Dieser Stoff findet sich besonders in den Schalen von Krebsen und Garnelen, aber auch in der harten Hülle des Insektenkörpers. Wenn sich nun Insekten auf den Blättern von Nutzpflanzen niederlassen, sondern die Blätter die Enzyme Chitonase und Chitinase ab. Diese Enzyme ermöglichen es der Pflanze, minimale Mengen von Chitin (ungefähr 1 Nanogramm = 10^{-9} g) aus Körper und Beinen der Insekten zu absorbieren und als Nährstoff zu nutzen. Auf diese Weise nützen die Nährstoffe, die die Pflanzen von den Insekten aufnehmen, wiederum anderen Lebewesen, die diese Pflanzen verzehren.

Diese Nahrungskette wird jedoch durch den Einsatz von Pestiziden unterbrochen. Dann absorbieren Nutz- und Gemüsepflanzen nämlich anstelle von Chitin-Chitosan aus den Insekten die Chemikalien, die zur Beseitigung der Insekten eingesetzt wurden. Das schadet letztlich den Menschen, die diese Pflanzen verzehren. Außerdem rauben Agrarchemikalien den Bodenlebewesen, einer wichtigen Energiequelle für die Feldpflanzen, das Leben. In Ackerböden, die regelmäßig mit Chemikalien gespritzt werden, findet man nicht einmal mehr Würmer oder gute Bodenbakterien. Da auf solchen unfruchtbaren Böden keine Feldfrüchte mehr gedeihen können, müssen sie mit Kunstdünger gedüngt werden. Pflanzen werden dann zwar darauf wachsen, aber sozusagen als leere Hülle ohne echte Lebensenergie. Deshalb nimmt der Nährstoffgehalt in Feldfrüchten jedes Jahr ab.

Aber es sind nicht nur die Agrarchemikalien, die den Nutzpflanzen schaden. Das zweite Problem ist das Wasser, das in der Landwirtschaft in großen Mengen verbraucht wird. In Japan wird Nutzwasser für die Landwirtschaft zwar nicht gechlort wie Leitungswasser, aber dieses Wasser ist durch Agrarchemikalien, Gewässerverschmutzung und Abwässer belastet. Der menschliche Körper scheidet in gewissem Umfang Giftstoffe aus, wenn man gutes Wasser trinkt, und das gilt auch für Pflanzen. Weil jedoch das Nutzwasser, das eigentlich zur Ausscheidung von Giftstoffen aus den Pflanzen beitragen sollte, selbst verschmutzt ist, sammeln sich unweigerlich Toxine in den Feldpflanzen an.

Das dritte Problem ist der weitverbreitete Anbau in Gewächshäusern oder unter Abdeckungen, deren Zweck es unter anderem ist, Schädlinge fernzuhalten und das Raumklima zu kontrollieren. Diese Anbaumethoden haben jedoch den Nachteil, dass das Sonnenlicht durch Dächer oder Plastikabdeckungen abgehalten wird. Weil Pflanzen sich nicht frei bewegen können wie Tiere, sind sie einer stärkeren UV-Bestrahlung ausgesetzt. Ultraviolette Strahlen führen bei Tieren und Pflanzen zur Bildung freier Radikale und zur Oxidation. Um sich dagegen zu schützen, produzieren Pflanzen größere Mengen von antioxidativen Substanzen, wie die Vitamine A, C und E, Polyphenole wie Flavonoide und Isoflavone sowie Katechin. Wenn man nun das Sonnenlicht mit einer Plastikhülle abhält, wird die Intensität der UV-Strahlung reduziert. Das führt dazu, dass die Pflanzen weniger antioxidative Substanzen produzieren.

In der heutigen Agrarindustrie geht es in erster Linie darum, Nahrungsmittel von schönem Aussehen anstelle von hohem Nährwert zu produzieren. Natürlich angebautes Gemüse sieht oftmals nicht so makellos aus, denn es hat unter anderem Insektenlöcher in den Blättern, und Form und Größe sind auch nicht einheitlich. Dafür enthält es sehr viel mehr Lebensenergie. Wenn Sie zum Beispiel einen japanischen Squash kräftig anfassen, können Sie wahrscheinlich Ihre Finger hineindrücken, weil er zu weich ist. Dagegen ist ein im Freiland gezogener amerikanischer Squash so fest, dass er auch mit einem schweren Messer kaum aufgespalten werden kann.

Da wir unsere Energie aus unserer Nahrung beziehen, können wir noch so viel essen und werden doch niemals gesund, wenn unsere Lebensmittel keine lebendige Energie enthalten. Eine Person, die keine natürlich gewachsene Nahrung isst, kann nicht erwarten, ein gesundes Leben im Einklang mit der Natur zu führen. Unsere tägliche Nahrung erhält unseren Körper, und die Prinzipien, nach denen wir diese Nahrung auswählen, bestimmen unseren Gesundheitszustand.

Noch gibt es überall zu viele Bauern, die mit Agrarchemikalien und Kunstdünger arbeiten, aber die Zahl derjenigen, die organischen Landbau zu betreiben beginnen, nimmt allmählich zu. Der Preis organisch angebauter Produkte ist sicher höher als der von konventionell erzeugten Nahrungsmitteln, aber wenn Sie mich fragen, ist das der »Preis des Lebens«.

Nur Nahrung mit lebendiger Energie kann unser Leben erhalten. Und Feldfrüchte mit lebendiger Energie können nur auf Böden mit lebendiger Energie angebaut werden. Wenn die Bodenbakterien gesund sind, wachsen Gemüse, Obst und Getreide auf gesunde Weise, und diese lebendige Nahrung wird in unserem Verdauungssystem für eine gesunde Darmflora sorgen.

Liebe aktiviert die Immunkraft

»Der Mensch lebt nicht vom Brot allein«, heißt es im Neuen Testament, und aus meinen Erfahrungen mit vielen Patienten habe ich gelernt, dass dies auch ein Gesetz der Natur ist. Es gibt zahlreiche Fälle von schwer kranken Menschen, die wie durch ein Wunder von ihren Krankheiten genasen, nachdem sie ihren Geist ganz auf ein bestimmtes Ziel ausgerichtet hatten. Ich kenne viele Beispiele aus der ganzen Welt, in denen krebskranke Personen aus irgendeinem Anlass Gefühle der Dankbarkeit entwickelten und wie durch ein Wunder geheilt wurden, sobald sie jenen Gefühlen zu folgen begannen.

Alle Menschen besitzen unbegrenztes Potenzial, doch ist dieses oft verborgen. Wenn sich eine Chance für die Verwirklichung jenes Potenzials zeigt, werden die Enzyme im Körper aktiviert. Manchmal wird dadurch so viel Energie freigesetzt, dass sie sogar Menschen, die kurz vor dem Tod standen, ins Leben zurückbringen konnte. Dagegen werden Enzyme, ganz gleich wie gesund man körperlich ist, nach und nach ihre Kraft verlieren, wenn man ein einsames Leben führt, ständig negative Gedanken hegt und sich selbst bemitleidet.

Deshalb halte ich es durchaus für möglich, dass Krebs geheilt werden kann. Wenn eine Person wahrhaft davon überzeugt ist, dass sie Heilung finden wird, und wenn sie wahre Liebe aus der Tiefe ihres Herzens empfindet, so glaube ich, dass sie ihre Krankheit überwinden kann. Wenn Sie sich von ganzem Herzen wünschen, um jeden Preis weiterzuleben, damit Sie Ihre geliebten Kinder oder Enkel heranwachsen sehen können, dann haben Sie die Chance, am Leben zu bleiben und das zu erleben. Je nachdem, wie stark Ihre geistigen Kräfte sind, können Sie das Tor zu scheinbar unmöglichen Möglichkeiten öffnen.

Um eine Krankheit zu heilen, kann der Arzt nicht einfach die »schlechten Teile« aus dem Körper des Patienten herausschneiden oder ihm einfach ein Medikament verschreiben.

Er muss die Menschen so motivieren, dass sie wahres Glück empfinden können. Ein wirklich großer Arzt zeichnet sich dadurch aus, dass er bei seinen Patienten diese Art von Motivation geschickt wecken kann, und es ist mein persönliches Ziel, zu einem solchen Arzt zu werden.

Was könnte eine Quelle starker Motivation für schwer kranke Patienten sein? Ich denke, es gibt nichts Motivierenderes als Liebe. Es gibt viele Formen von Liebe – Liebe zwischen Mann und Frau, Liebe zwischen Eltern und Kindern, Liebe unter Freunden –, aber unabhängig von der Form werden für mich Motivation, Wohlbefinden und Glück aus Liebe geboren. Um gesund zu werden, ist es unbedingt notwendig, für einen anderen Menschen Liebe zu empfinden. Für sich allein kann ein Mensch kaum glücklich und zufrieden leben. Ein glückliches Leben ist immer von Liebe getragen, ausgehend von der Liebe der Eltern über die Liebe zu Freunden und zu seinem Partner bis zur Liebe zu den Kindern. Die verschiedenen Stufen der Liebe entfalten sich, indem wir zuerst Liebe empfangen, danach Liebe zu anderen entfalten und zuletzt Liebe schenken.

Wenn ein Mensch wirklich glücklich ist, zeigt das Blutbild ein aktives Immunsystem. Da das Basisenzym die Immunfunktion stärkt, wird ein Mensch, der sich glucklich fühlt, einen großen Vorrat an Basisenzym besitzen.

Wenn Sie sich glücklich fühlen, übernehmen außerdem die parasympathischen Nerven die Regie und reduzieren die Stressbelastung. Dadurch werden weniger freie Radikale produziert und das Gleichgewicht der Darmflora beginnt sich in Richtung der guten Bakterien zu verschieben. Wenn sich Ihr Darmmilieu verbessert, wird das über das parasympathische Nervensystem an den Hypothalamus im Gehirn übermittelt. Von dort erhält das Kleinhirn diese Information, und das weckt noch stärkere Gefühle der Freude und des heiteren Glücks.

Wenn Sie wahres Glück empfinden, setzt sich bei Ihnen ein Kreislauf des Glückes in Gang.

> Glücksgefühl ➔ Steuerung durch den Parasympathikus ➔ Reduzierung der Stressbelastung ➔ Verbesserung des Gleichgewichts in der Darmflora ➔ Botschaft über das parasympathische Nervensystem ➔ Übertragung zu Hypothalamus und Kleinhirn ➔ gesteigertes Glücksgefühl ➔ ...

Die verschiedenen Funktionskreise im menschlichen Organismus, sei es nun das Immunsystem, das System der endokrinen Drüsen oder das Nervensystem, arbeiten nicht für sich allein, sondern alle beeinflussen sich gegenseitig. Wenn ein guter Zyklus in Gang kommt, bewegt sich das ganze System sogleich in positive Richtung. Wenn sich ein Zyklus des Glücks in Gang setzt, werden die Darmbakterien in einem guten Milieu aktiv und produzieren große Mengen von Basisenzym. Das Basisenzym stimuliert seinerseits die Zellen im ganzen Körper in positiver Weise. Deshalb ist das Basisenzym, dessen Produktion durch einen solchen positiven Kreislauf angeregt wird, quasi im Hintergrund auch dafür verantwortlich, dass die Selbstheilungskräfte des Menschen aktiviert werden. Sicher werden Sie nun verstehen, dass die Liebe zu anderen Menschen ein überaus wichtiger Abschnitt in Ihrem Lebensskript ist.

Alles steht in unserem Lebensskript

Genauso wie ein Arzt etwas sehr Wichtiges übersehen kann, wenn er nur jedes Körperorgan einzeln untersucht, ist es auch ein Irrtum, ausschließlich den physischen Körper zu betrachten. Geist und Körper stehen in einer untrennbaren Beziehung. Wenn Sie einer mentalen Belastung ausgesetzt sind, wird Ihr Körper von den sympathischen Nerven beherrscht. Dagegen werden die parasympathischen Nerven dominieren, wenn Sie sich glücklich fühlen. Während der Nachtruhe kann sich Ihr Körper erholen, weil die parasympathischen Nerven die Kontrolle übernehmen.

Bei einer Person, die jeden Tag unter Stress steht und sich schlecht ernährt, weil sie zu beschäftigt ist, um für gute Nahrung zu sorgen, wird das körperliche Gleichgewicht schnell gestört. Da alles mit allem vernetzt ist, sind es immer mehrere Faktoren, die eine bestimmte Krankheit auslösen können – Umweltfaktoren, mentale und physische Faktoren. Wenn all diese Faktoren in einem negativen Kreislauf zusammenwirken, wird man krank.

Durch schlechte Ernährung entstehen eine Menge freier Radikale im Körper, aber durch negative Gefühle wie Hass, Groll und Eifersucht werden genauso viele freie Radikale gebildet. Deshalb sollten Sie nicht nur Ihre Ernährung oder Ihre Lebensweise verbessern, sondern auch einen friedlichen und stabilen Geisteszustand pflegen, um gesund zu leben. Unter den Menschen, die an Krebs erkranken, gibt es diejenigen, bei denen die Krankheit in kurzer Zeit einen tödlichen Verlauf nimmt, und diejenigen, bei denen der Krebs nicht so schnell wächst. Nach meiner Auffassung hängt dieser Unterschied mit der physischen Stärke und Belastbarkeit des Kranken zusammen. Die Bildung von Metastasen und das Wiederauftreten von Krebs sind auf das Nachlassen der physischen Stärke des Patienten zurückzuführen, und diese Stärke entspricht der Menge an Basisenzym, die ihm zur Verfügung steht. Wenn diese Menge auf einem bestimmten Niveau gehalten wird, wird der Krebs nicht gefährlich und bösartig werden. Dagegen kann ein Tumor schnell zu einer gefährlichen Form von Krebs werden, wenn der Betroffene über zu wenig Basisenzym verfügt.

In kosmischen Dimensionen betrachtet, ist die menschliche Existenz winziger als ein Staubkorn und die Lebenszeit des Menschen kürzer als ein Augenblinzeln. Weil unsere Lebensspanne so begrenzt ist, ist es mein Wunsch, möglichst lange und energisch zu leben. Es ist auch mein Wunsch, dass alle Menschen ihr Leben in diesem Sinne führen. Aus diesem Grund rate ich meinen Lesern, ihre Jugendlichkeit und die Bereitschaft, immer dazuzulernen, zu bewahren und sich für vielerlei Dinge zu interessieren.

Ich bin mir bewusst, dass unser menschliches Dasein lediglich ein kleines Abbild des Ganzen ist, aber gerade deshalb ist mir dieses kleine Leben so kostbar und wichtig. Meinen Sie nicht auch, dass es schade ist, diese kostbare, kurze Existenz zu vergeuden, indem man nur für den Augenblick lebt, nur das isst, was einem schmeckt, nach Spaß und Vergnügen jagt und es sich möglichst leicht macht?

Es besteht keine Notwendigkeit, in unserer kurzen Lebenszeit krank zu werden und zu leiden. Wir sind für ein gesundes Leben bestimmt. Zuerst sollten wir auf das hören, was unser Körper uns zu sagen hat. Wenn Sie diese Stimme nicht hören können, sollten Sie das von der Natur lernen. Wenn Sie die Gesetze der Natur betrachten, werden Sie erkennen, dass die Natur uns genau das mitteilen will, was wir in diesem Moment brauchen. Wenn Sie bescheiden genug sind, die Gesetze der Natur zu akzeptieren und sich Ihrem Lebensskript anzuvertrauen, können Sie alles Weitere dem Enzymfaktor überlassen. Er wird die Hauptstütze eines langen, erfüllten und glücklichen Lebens sein.

Der Sinn des Lebens besteht aber nicht allein darin, die Gesundheit zu bewahren, denn Gesundheit ist lediglich ein unverzichtbarer Faktor, der es uns ermöglichen soll, ein erfülltes Leben zu führen. Wichtig ist es, dieses reiche Leben mit einem gesunden Körper und nach den eigenen Wünschen führen zu können. Selbst wenn ich 120 Jahre leben würde, wäre das für mich ein kurzes Leben, denn es gibt so vieles, was ich in diesem Dasein tun will. Und die Dinge, die ich leisten möchte, erfordern außerdem eine beständige Motivation und ein hohes Maß an Energie. Das Leben ist so kurz. Umso mehr ist es mein Wunsch, dass so viele Menschen wie möglich ein gesundes, langes und erfülltes Leben genießen können.

Nachwort
Von Entropie zu Syntropie

Im März 2005 bin ich siebzig geworden, und wenn ich von Zeit zu Zeit meine alten Schulkameraden treffe, kann ich sehen, welche Art von Leben sie in den vergangenen Jahrzehnten geführt haben. Einige sind sehr gealtert und sehen wie typische alte Männer aus, während andere noch einen jugendlichen Eindruck machen. Diese Unterschiede hängen mit verschiedenen Faktoren zusammen, wie ihren Ernährungs- und Lebensgewohnheiten, dem Wasser, das sie trinken, der Dauer der Nachtruhe, der Umgebung, in der sie wohnen, und der Motivation. Der Körper lügt nie. Der Körper spiegelt getreu wider, wie ein Mensch gelebt hat.

Manche Menschen sagen, dass alle Lebewesen vom Augenblick ihrer Geburt an denselben Weg auf den Tod zugehen. Darin liegt eine Wahrheit, denn schließlich wird alles Leben eines Tages enden. Das ist einfach ein Naturgesetz. Doch die Geschwindigkeit, mit der wir auf diesem Weg voranschreiten, lässt sich beeinflussen.

Menschen, die unter starkem physischen und psychischen Stress stehen, beenden ihre Reise in vielleicht nur vierzig Jahren, während andere den Pfad des Lebens langsam entlangspazieren und hundert Jahre und mehr brauchen, um ans Ziel zu gelangen. Das gelingt, weil sie Körper und Geist pflegen und die Wanderung zusammen mit einem Partner oder Freund genießen. Welche der beiden Gangarten wir wählen, ist unsere freie Entscheidung, auch wenn das Endergebnis bei beiden dasselbe ist. Wäre es dann nicht schöner, ein langes und fruchtbares Leben zu genießen?

Nehmen Sie einen Nagel als Beispiel: Jener Nagel wird irgendwann rosten, um schließlich zu zerbröseln und zu zerfallen. Der Prozess, in dem sich die Dinge auf Zerfall oder Zerstörung zubewegen, wird als *Entropie* bezeichnet. Die Geschwindigkeit der Entropie hängt von äußeren Bedingungen ab. An einem Ort, an dem der Nagel mit Salz in Berührung kommt, wird er leicht rosten, aber wenn man regelmäßig eine Farb- oder Ölschicht aufträgt, kann man ihn eine Zeit lang vor dem Rosten schützen.

Der entgegengesetzte Vorgang, bei dem die Entropie in Richtung Regeneration und Erneuerung umgekehrt wird, heißt *Syntropie*. Da alles Leben das gleiche Schicksal der Vergänglichkeit erleidet, kann man sagen, dass das Leben im Strom der Entropie abwärtsfließt. Gleichzeitig bietet die Natur dem Leben die Chance der Syntropie. Ein Lebewesen, das aus einem Teil seines Körpers neues Leben erschafft, ist ein Beispiel für Syntropie. Bei Menschen und Tieren vereinigen sich die Eizelle der Mutter und die Samenzelle des Vaters zu neuem Leben. Bei den Pflanzen wird ein neuer Trieb aus dem Samenkorn oder der Wurzelspitze wachsen, auch wenn der Stängel der Pflanze abstirbt. Manche Fische wie der Lachs opfern ihr eigenes Leben, um neues Leben zu ermöglichen. Diese Beispiele stehen für die Umkehrung von Entropie in Syntropie.

Entropie und Syntropie sind die beiden Seiten eines einzigen Naturgesetzes. Der menschliche Körper regeneriert sich jeden Tag mithilfe des Stoffwechsels. Selbst wenn wir krank werden, verhelfen uns unsere natürlichen Selbstheilungskräfte zur Genesung. Dies alles hat mit Syntropie zu tun. Damit die Syntropie in unserem Körper normal funktionieren kann, müssen wir den Gesetzen der Natur folgen. Und in diesem Buch geht es mir darum, Ihnen gute Ernährung und gute Lebensführung als Methode zu empfehlen, um nach den Gesetzen der Natur zu leben.

Wir Menschen verfügen über eine weitere einzigartige Fähigkeit, mit der sich Entropie in Syntropie umwandeln lässt – unsere Geisteskraft. In diesem Buch habe ich mehrfach darauf hingewiesen, wie wichtig Motivation und Glücksgefühle sind und welch wichtige Rolle sie in einem glücklichen Leben spielen. Damit wollte ich nachdrücklich betonen, wie gewaltig der Einfluss des Geistes auf den Körper ist. Gegenwärtig schenkt die spezialisierte Medizin mentalen Faktoren kaum Beachtung. Motivation ist aber unbedingt erforderlich, um gesund und jugendlich zu bleiben. So strahlen Menschen, die immer im Rampenlicht der Öffentlichkeit stehen, wie Schauspieler, Politiker und Wirtschaftsführer, gewöhnlich jugendliche Vitalität aus. Das Bewusstsein, im Mittelpunkt der Aufmerksamkeit zu stehen, stärkt ihre Motivation.

Das gilt auch für Persönlichkeiten aus Wirtschaft und Kultur. Oft erfahren wir, dass ein Mensch, der bis vor Kurzem hart gearbeitet hat, zu dem Zeitpunkt, wo er sich aus dem Berufsleben zurückzieht, plötzlich altert, erkrankt oder stirbt. Das liegt vor allem an einem Nachlassen der Motivation, das sich nach dem Rückzug aus dem Berufsleben umso deutlicher zeigt, je einseitiger die Orientierung einer Person war, die nichts als ihre Arbeit kannte und auch keine anderen Interessen hatte. Die Zunahme der Suizidrate unter Männern mittleren bis höheren Alters ist ein Indiz für diese Probleme.

Wenn Sie die Lektüre dieses Buches motiviert haben sollte, meinen Ratschlägen zu folgen, und ab sofort keine oxidierte Nahrung mehr verzehren, Milchprodukte meiden und an jedem Tag positive Gefühle der Dankbarkeit und des Glücks hegen, wird Ihr Körper beginnen, sich vom Zustand der Entropie in Richtung Syntropie zu verändern. Dabei kommt es darauf an, sofort zu handeln, sobald Sie über entsprechende Veränderungen nachzudenken beginnen, um den Schwung Ihrer Motivation zu nutzen. Denn auch wenn Sie sich noch so sehr vornehmen, bessere Nahrung zu verzehren, gutes Wasser zu trinken oder auf Alkohol und Tabak zu verzichten, wird das Ganze für Sie damit enden, dass Sie Schuldgefühle und Frustration empfinden, wenn Ihre guten Vorsätze nicht von Taten begleitet werden. Wichtig ist, das Rechte zu wissen und das Rechte zu tun. Denn selbst wenn Sie das rechte Wissen erworben haben, ist es nutzlos, wenn es nicht in Handeln umgesetzt wird.

Viele Krankheiten, die in der Vergangenheit als »Krankheiten des Erwachsenenalters« bezeichnet wurden, heißen heute (Lebens-)Gewohnheitskrankheiten. Doch wenn sich mir die Gelegenheit bietet, erkläre ich den Leuten, dass dies eigentlich keine Gewohnheitskrankheiten sind, sondern

»Krankheiten, die auf einen Mangel an Selbstkontrolle zurückzuführen sind«. Zweifellos sind das harte Worte für jemanden, der bereits krank ist. Da jene Menschen aber erkrankten, weil sie nicht das rechte Wissen erwerben konnten, dürfte die Schuld auch bei der Gesellschaft oder den Ärzten liegen. Ich nenne sie trotzdem »Krankheiten, die auf einen Mangel an Selbstkontrolle zurückzuführen sind«, weil ich klar zu verstehen geben möchte, dass sich viele von diesen Krankheiten vermeiden ließen, wenn man sein Verhalten besser kontrollieren könnte.

Gesellschaft und Medizin mögen für den Mangel an rechtem Wissen über diese Fragen in der Öffentlichkeit verantwortlich sein, denn auch die Ärzte selbst erkranken häufig. Viele meiner Kollegen leiden unter Diabetes und Krebs. Vor Jahren habe ich in einer Zeitschrift gelesen, dass die durchschnittliche Lebenserwartung amerikanischer Ärzte bei 58 Jahren lag. Das bedeutet, dass nicht einmal die Ärzte, die eigentlich »Gesundheitsexperten« sein sollten, über das rechte Ernährungs- und Gesundheitswissen verfügen.

Meine Ausführungen in diesem Buch basieren auf den gut 300 000 klinischen Fällen, die ich untersucht habe. Trotzdem wird allein die Lektüre des Buches Sie nicht gesund machen. Was Sie gesund macht, ist Ihr eigenes richtiges Verhalten und das konsequente Einhalten der rechten Verhaltensweisen. Mögen Ihre ersten Schritte auch noch so klein sein, das stetige Befolgen guter Gewohnheiten wird schließlich große Auswirkungen auf Ihre Gesundheit haben. Es ist nie zu spät, etwas Gutes anzufangen.

Obwohl es Unterschiede zwischen den verschiedenen

Organen und Körperbereichen gibt, werden die meisten Zellen Ihres Körpers normalerweise alle 120 Tage ersetzt. Deshalb möchte ich allen, die zum ersten Mal die Shinya-Gesundheitsmethode ausprobieren möchten, empfehlen, zunächst einmal vier Monate lang eine gute Ernährung und eine gute Lebensweise zu praktizieren. Sobald Sie den Fluss der Entropie in Ihrem Körper in Richtung Syntropie umlenken können, wird sich Ihr körperlicher Zustand in nur vier Monaten deutlich verbessern.

Wenn Sie gute Nahrung essen, sich eine gute Lebensführung angewöhnen, gutes Wasser trinken, sich genügend Ruhe gönnen, in Maßen Sport treiben, Ihre Motivation stärken und sich wirklich glücklich fühlen, wird Ihr Körper zweifellos positiv darauf reagieren. Selbst wenn Ihre Gesundheit zurzeit sehr zu wünschen übrig lässt, ist Ihr Körper doch ständig bestrebt, gesund zu bleiben. Als Arzt würde mich nichts mehr freuen, als dass Sie meine Ratschläge in die Praxis umsetzen und dadurch eine deutliche positive Veränderung Ihrer Gesundheit erreichen.

Anhang

Die Shinya-Methode

Empfohlene Essgewohnheiten

Kauen Sie Ihre Nahrung gut.

Kauen Sie jeden Bissen 30- bis 50-mal. Gutes Kauen aktiviert die Speichelbildung, deren Enzyme sich gut mit dem Magen- und Gallensaft verbinden und den Verdauungsvorgang unterstützen. Sorgfältiges Kauen erhöht den Blutzuckerspiegel, und das hemmt den Appetit und verhindert übermäßige Nahrungszufuhr. Es sorgt auch dafür, dass selbst kleine Nahrungsmengen effektiv resorbiert werden.

Essen Sie möglichst organisch angebautes Vollkorngetreide.

Naturreis, Vollkorn und Hülsenfrüchte sind sehr zu empfehlen und fermentierte Lebensmittel ausgezeichnet. Essen Sie täglich eine Handvoll Hülsenfrüchte. Hülsenfrüchte enthalten mehr Eiweiß als Fleisch und eine Menge Mikronährstoffe wie Vitamine und Mineralstoffe (u. a. auch Selen).

Essen Sie nur Fleisch von Tieren, deren Körpertemperatur unter der menschlichen Temperatur liegt.

Es ist nicht zu empfehlen, Fleisch von Tieren mit höherer Körpertemperatur (wie z. B. Rind oder Geflügel) zu essen, weil tierische Fette sich im menschlichen Blutkreislauf verfestigen. Es ist wesentlich besser, Fleisch von Tieren mit niedrigerer Körpertemperatur (wie z. B. Fisch) zu essen, weil Fischöl in unserem Körper flüssiger wird und die Blutgefäße sogar reinigt, statt sie zu verstopfen.

Vermeiden Sie es, vor dem Schlafengehen zu essen oder zu trinken.

Es ist wichtig, 4 bis 5 Stunden vor dem Schlafengehen mit dem Essen und Trinken aufzuhören. Wenn der Magen in der Nacht leer ist, ist die Magensäure so stark, dass sie schlechte Bakterien wie Heliobacter pylori abtötet. Dadurch entsteht ein ausgewogenes Milieu in den Verdauungsorganen, das der Selbstheilung, Widerstandskraft und Immunabwehr förderlich ist. Nahrungs- und Flüssigkeitszufuhr vor dem Schlafengehen zu beschränken, trägt außerdem zur Verhinderung von Reflux- und Apnoeproblemen bei.

Trinken Sie täglich 8 bis 10 Gläser gutes Wasser.

Es ist wichtig, sich regelmäßige Trinkzeiten anzugewöhnen und einzuhalten. Trinken Sie morgens nach dem Aufstehen 2 bis 3 Gläser Wasser und jeweils $1/2$ bis 1 Stunde vor jeder Mahlzeit dieselbe Menge. Es ist wichtig, vor den Mahlzeiten zu trinken und nicht danach, um die Verdauungsenzyme nicht zu verwässern. Wenn Sie unbedingt etwas zur Mahlzeit trinken wollen, dann sollte es nur ein halbes Glas sein. Gutes Wasser sollte frei von Schadstoffen sein (einschließlich Chlor) und einen ausgewogenen Mineralstoffgehalt mit Elementen wie Kalzium, Magnesium, Kalium, Natrium und Eisen haben. Es sollte keinen erhöhten Gehalt an Kalziumoxid aufweisen, und der pH-Wert sollte mit 7,5 leicht alkalisch sein. Gutes Wasser hat die Eigenschaft, freie Radikale zu neutralisieren.

Essen Sie hochwertige Kohlenhydrate.

Da Kohlenhydrate leicht zu verdauen und zu resorbieren sind, sind sie eine direkte Energiequelle. Volles Getreide enthält nicht nur hochwertige Kohlenhydrate, sondern mit Faserstoffen, Vitaminen und Mineralstoffen viele Substanzen, die zur Verbesserung des Stoffwechsels, des Kreislaufs und der Ausscheidung beitragen. Wenn Kohlenhydrate verdaut, resorbiert und in Energie umgewandelt werden, entstehen Wasser und Kohlendioxid, aber weder Toxine noch Abfallstoffe wie beim Fett- und Eiweißstoffwechsel. Da der Kohlenhydratstoffwechsel das Blut nicht verschmutzt und nicht viel Energie benötigt, sind Kohlenhydrate eine ideale Energiequelle, um Leistungsfähigkeit und Ausdauer zu erhöhen.

Quellen für hochwertige Kohlenhydrate:
- unpolierter Reis, Naturreis
- unpolierte Gerste
- Buchweizen, dunkles japanisches Buchweizenmehl und Buchweizennudeln (*soba*)
- Hirse
- Mais
- Amaranth
- Quinoa
- Vollkornbrot

Wählen Sie Ihr Fett/Öl sorgfältig aus.

Fette werden nach ihrer Herkunft in pflanzliche und tierische Fette/Öle eingeteilt.

Wichtige Pflanzenöle:
- Olive
- Sojabohnen
- Mais
- Sesam
- Raps
- Safran
- Reiskleie

Tierische Fette:
- Butter
- Speck
- Fett aus Fleisch
- Fischöl

Fette werden auch nach ihrem Gehalt an gesättigten und ungesättigten Fettsäuren unterschieden. Gesättigte Fettsäuren wie Stearinsäure und Palmitinsäure kommen in Tierfetten reichlich vor. Ungesättigte Fettsäuren finden sich in Pflanzenölen hauptsächlich in Form von Linol-, Linolen- und Arachidonsäure. Linolen- und Arachidonsäure werden als essenzielle Fettsäuren oder Vitamin F bezeichnet, die im menschlichen Körper nicht synthetisiert werden können und deshalb aus der Nahrung aufgenommen werden müssen. Tierfette dagegen führen zur Bildung von Abfallstoffen und tragen so zur Entstehung von Arteriosklerose, Bluthochdruck und Fettleibigkeit bei. Natürliche Lebensmittel wie Naturreis, Sesamkörner, Mais und Sojabohnen enthalten etwa 30 Prozent Fett und sind eine weitaus bessere Quelle für die notwendigen Fette als raffinierte Öle, weil ihre Verstoffwechselung Leber und Bauchspeicheldrüse nicht belasten. Außerdem löst Pflanzenfett Abfallstoffe wie schlechtes Cholesterin auf und verhindert Arteriosklerose, indem es für die Elastizität von Zellen und Blutgefäßen sorgt. Pflanzenöl, das als Salatöl auf dem Markt ist, ist chemisch behandelt und deshalb nicht zu empfehlen.

Verzehren Sie Fischöl.

Fischöl ist gut für Ihr Gehirn. Der hohe DHA-Gehalt in Fischöl wurde mit mathematischen und anderen intellektuellen Fähigkeiten in Verbindung gebracht. Obwohl die Wirkungen der DHA auf Gehirn und Nervensystem nicht genau geklärt sind, wird behauptet, dass DHA das Demenz- oder Alzheimerrisiko verringert. In einigen Studien wurde nachgewiesen, dass Omega-3-Fettsäuren die Triglyzeridwerte im Blut senken und so das Risiko von Blutgerinnseln reduzieren.

Verringern Sie die Abhängigkeit von Medikamenten, indem Sie nach Möglichkeit Ihre Ernährung umstellen und Sport treiben.

Die Abhängigkeit von Medikamenten, ob diese verordnet wurden oder nicht, kann schädlich für die Gesundheit sein, da sie Leber und Nieren belasten. Viele chronische Beschwerden wie Arthritis, Gicht, Diabetes und Osteoporose lassen sich mit Ernährung und Bewegung bewältigen.

Essen Sie faserstoffreiche Lebensmittel, um für gute Ausscheidungen zu sorgen und altersbedingte Beschwerden zu verhindern.

Faserstoffe sind in pflanzlicher Nahrung wie Gemüse und Algen, Obst, Hülsenfrüchten, vollem Korn, Haferflocken und Pilzen reichlich enthalten. Getrocknete Algen enthalten 50 bis 60 Gewichtsprozente an Faserstoffen. Von der Einnahme von Faserstoffen in Form von Granulat, Kapseln oder Flüssigkeit ist abzuraten, weil dadurch die Resorption anderer Nährstoffe gestört werden kann.

Mikronährstoffe haben Wunderkräfte.

Zu den Mikronährstoffen gehören Vitamine, Mineralstoffe und Aminosäuren. Mikronährstoffe sind unverzichtbar zur Bewahrung der Gesundheit, des mentalen und emotionalen Gleichgewichts und zum Schutz vor Erkrankung. Bestimmte Mengen dieser Substanzen werden vom Körper benötigt, sie werden als RDA (*Recommended Daily/Dietary Allowance*; dt. »empfohlener Tagesbedarf«) bezeichnet. Der RDA gibt die Mindestmenge an, die der Körper braucht, um gesund zu bleiben. Dieser Bedarf ist jedoch individuell verschieden und hängt von der Ernährung und den Lebensgewohnheiten der Person ab. Selbst wenn zwei Personen jeden Tag dieselbe Art und Menge von Nahrung mit der gleichen Kalorienzahl essen würden, würde sich die Menge der resorbierten Nährstoffe bei ihnen unterscheiden, in Abhängigkeit von der physischen, emotionalen und mentalen Verfassung an jedem Tag. Eine gesunde Ernährung mit natürlichen Lebensmitteln garantiert noch nicht zwangsläufig die ausreichende Versorgung mit Vitaminen, Mineralstoffen und Aminosäuren.

Nehmen Sie Nahrungsergänzungsmittel in Maßen.

Es ist wichtig, natürliche Lebensmittel zu essen, mit ausgewogenem Nährstoffgehalt und in Einklang mit dem individuellen Biorhythmus. In mehreren Studien wurde nachgewiesen, dass Nahrungsergänzungsmittel mit Mikronährstoffen die Gefahren altersbedingter Beschwerden reduzieren und die Heilungsraten für Krebs, Herzkrankheiten und chronische Beschwerden verbessern können. Die Einnahme von zwei oder drei Ergänzungspräparaten mit bestimmten Vitaminen und Mineralstoffen in vernünftigen Mengen ermöglicht es, einen optimalen Gesundheitszustand zu bewahren und Krankheiten und dem Alterungsprozess vorzubeugen. Allerdings kann die Zufuhr eines bestimmten Vitamins oder Mineralstoffs von essenzieller Qualität, die bei manchen Menschen durchaus positive Wirkungen zeigt, bei anderen eher Schaden anrichten.

Da fettlösliche Vitamine wie die Vitamine A, D, E und K in der Leber und im Körperfett gespeichert werden können, ist es unnötig, sie täglich zusätzlich zuzuführen. Dagegen sind wasserlösliche Vitamine, wie Vitamin C und die B-Gruppe, in den Körperflüssigkeiten löslich und werden mit dem Urin ausgeschieden. Deshalb ist die tägliche Zufuhr dieser Vitamine wichtig, auch wenn nur geringe Mengen benötigt werden.

Da man in neueren Forschungen Anzeichen dafür entdeckt hat, dass eine überhöhte Zufuhr von Nahrungsergänzungspräparaten negative Auswirkungen haben kann, rate ich Ihnen dabei zu Mäßigung, Bewusstheit und Vorsicht.

Vitamine und Mineralstoffe wirken zusammen.

Vitamine sind organische, Mineralstoffe anorganische Verbindungen. Diese essenziellen Nährstoffe ergänzen sich in ihren Funktionen: Zum Beispiel unterstützt Vitamin D die Aufnahme von Kalzium; Vitamin C unterstützt die Resorption von Eisen; Eisen beschleunigt den Stoffwechsel der B-Gruppe; Kupfer fördert die Aktivierung von Vitamin C und Magnesium ist erforderlich für den Vitamin-C-Stoffwechsel. Das integrierte Zusammenwirken der Mikronährstoffe ist umfassend, doch unser gegenwärtiges Wissen über diese Prozesse ist noch begrenzt.

Mineralstoffe stärken den Enzymfaktor.

Mineralstoffe sind zur Verhinderung von Krankheiten, Bluthochdruck, Osteoporose und Krebs genauso wichtig wie Vitamine. Mineralstoffe wirken mit Vitaminen, Enzymen und Antioxidanzien synergetisch zusammen, um freie Radikale zu beseitigen. Tägliche Mineralstoffzufuhr in größeren Mengen ist gewöhnlich nicht angezeigt, aber Mangelzustände können ernste Gesundheitsprobleme verursachen. Mineralstoffe fördern sowohl das Immunsystem als auch die Heilungsvorgänge und unterstützen den Enzymfaktor.

Während Vitamine in lebendigen Lebensmitteln pflanzlicher und tierischer Herkunft vorkommen, finden sich Mineralstoffe in Boden, Wasser und Meer (als organische und anorganische Salze). Der Mineralstoffgehalt von Nah-

rungsmitteln hängt vom Anbauort und der dortigen Boden-
qualität ab. Mineralstoffe im Boden können durch sauren
Regen oder chemische Düngemittel verändert oder zerstört
werden. Mineralstoffe aus Gemüse, Körnern und Getreide
gehen bei der Verarbeitung leicht verloren, zum Beispiel
beim Schälen und Polieren von Getreidekörnern. Dies macht
es schwierig, uns die benötigten Mineralstoffe in ausgewogener Menge aus unserer täglichen Nahrung zuzuführen.

Mineralstoffe sind wasserlöslich und werden mit dem
Urin ausgeschieden. Der Bedarf an Mineralstoffen kann
von Tag zu Tag schwanken, abhängig von unseren geistigen
und körperlichen Aktivitäten, Stress, Sport, Menstruation,
Schwangerschaft und Alter. Bei Einnahme bestimmter
Medikamente kann es schnell zu Mineralstoffmangel kommen. So beschleunigt sich die Ausscheidung oder Zerstörung von Kalzium, Eisen, Magnesium, Zink und Kalium
durch Diuretika, orale Verhütungsmittel, Abführmittel, Alkohol und Tabak.

Hyperaktivität bei Kindern und Kalziummangel.

Forschungen jüngeren Datums haben ergeben, dass die Zahl
der Kinder mit Konzentrationsstörungen und der Neigung
zu Wutausbrüchen zunimmt. Die tägliche Nahrung hat
einen erheblichen Einfluss auf das Verhalten und die Anpassungsfähigkeit von Kindern. Heutzutage konsumieren Kinder und Jugendliche immer mehr verarbeitete Nahrung.
Diese enthält nicht nur chemische Additiva, sondern wirkt

im Organismus auch säurebildend. Während der Verzehr von Gemüse und Obst oft vernachlässigt wird, werden Fleisch und Süßigkeiten im Übermaß genossen. Deren Verstoffwechselung erhöht aber den Mineralstoffbedarf, und das kann zu Mangelerscheinungen führen. Da Mineralstoffmangel das Nervensystem beeinträchtigt, reagieren die Betroffenen mit Unruhe und Reizbarkeit.

Übermäßige Kalziumzufuhr ist schädlich für ältere Menschen.

Kalzium verhindert Krebs, reduziert Stress und Müdigkeit, senkt den Cholesterinspiegel und verhindert Osteoporose, dennoch ist übermäßige Kalziumzufuhr über den Tagesbedarf hinaus mit dem Ziel, den Mangel auszugleichen, schädlich. Ich habe bereits erklärt, warum Milchprodukte nicht geeignet sind, um die Kalziumzufuhr zu erhöhen. Eine Form der Osteoporosebehandlung ist die Ergänzung mit aktivem Vitamin D und Kalzium. Vitamin D erleichtert die Resorption von Kalzium aus dem Dünndarm und fördert die Knochenbildung. Übermäßige Kalziumzufuhr kann zu Verstopfung, Übelkeit, Appetitmangel und Bauchdehnung führen. Da Kalzium bei Einnahme auf nüchternen Magen die Magensäure verdünnt, wird das Gleichgewicht der Darmflora gestört, und Eisen, Zink und Magnesium können nur noch schlecht resorbiert werden. Wenn Sie sich Kalzium zuführen wollen, sollten Sie täglich 800 bis 1500 mg, verteilt auf drei Dosen zu jeweils 250 bis 500 mg, zu den Mahlzeiten einnehmen. Ein ausgeglichenes Verhältnis von Kalzium und anderen Mineralstoffen ist eine wesentliche Komponente guter Gesundheit.

Magnesium aktiviert Hunderte von Enzymen und hilft bei Migräne und Diabetes.

Magnesium ist ein wichtiger Mineralstoff, von dem der Körper zur Bewahrung guter Gesundheit beträchtliche Mengen braucht. Magnesiummangel äußert sich in Form von Reizbarkeit, Ängsten, Depression, Schwindel, Muskelschwäche, Muskelkrämpfen, Herzbeschwerden und Bluthochdruck. Eine kürzlich veröffentlichte Studie in Deutschland hat gezeigt, dass Infarktpatienten einen niedrigen Magnesiumspiegel hatten. Forschungen in den USA haben ergeben, dass 65 Prozent der getesteten Migränepatienten nach der Einnahme von 100 bis 200 mg Magnesium völlig beschwerdefrei waren. Da Magnesiummangel die Glukosetoleranz stört, lässt sich Diabetes besser kontrollieren, wenn im Organismus ausreichend Magnesium vorhanden ist.

Das Gleichgewicht von Kalium und Natrium ist lebenswichtig.

Natrium ist eines der Elemente im Kochsalz. Dieses Mineral ist für die Kontrolle des Flüssigkeitsgleichgewichts innerhalb und außerhalb der Körperzellen verantwortlich. Natrium sorgt für den richtigen pH-Wert im Blut und für das optimale Funktionieren von Magensäure, Muskeln und Nerven. Natrium ist normalerweise reichlich vorhanden, aber durch übermäßige Zufuhr von Abführmitteln, längere Phasen von Durchfall oder übertriebene sportliche Aktivitäten (vor allem bei Hitze) kann sich leicht ein Mangel entwickeln.

Das Gleichgewicht von Kalium und Natrium ist lebenswichtig. Dieses Gleichgewicht kontrolliert den Flüssigkeitstransport innerhalb und außerhalb der Zellen. Natrium findet sich normalerweise außerhalb der Zelle. Wenn der intrazelluläre Kaliumgehalt im Zellwasser niedrig ist, fließt Natrium mit der extrazellulären Flüssigkeit in die Zelle und lässt sie anschwellen. Da die Vergrößerung der Zellen Druck auf die Blutgefäße ausübt, verengt sich deren Durchmesser und das kann zu Bluthochdruck führen. Das ideale Verhältnis von Kalium zu Natrium ist 1:1; da aber viele verarbeitete Nahrungsmittel reichlich Natrium (Salz!) enthalten, kann es unbemerkt zu überhöhter Natriumzufuhr kommen. Durch ausreichenden Verzehr von Gemüse und Gemüsesaft wird Kalium zugeführt und so das richtige Verhältnis zum vorhandenen Natrium wiederhergestellt.

Kleine Mengen von Spurenelementen arbeiten mit Vitaminen, Mineralstoffen und Enzymen synergetisch zusammen.

Spurenelemente sind lebensnotwendig. Die benötigten Mengen sind minimal, aber ihre Rolle darf nicht vernachlässigt werden. Generell sorgen sie bei allen Körperfunktionen für Ausgleich und Harmonie. Nach ihrer Resorption im Darm werden diese Mineralstoffe durch die Blutbahn zu den Zellen transportiert und dringen durch die Zellmembran in die Zellen ein. Wichtig ist, dass Spurenelemente in ausgewogenem Verhältnis zugeführt werden. Wenn ein oder zwei Spurenelemente im Übermaß aufgenommen werden, führt das zum Verlust von anderen Mineralstoffen und zu gestörter Aufnahme. Deshalb ist es am besten, Spurenelemente aus unserer Nahrung zu beziehen statt aus Ergänzungspräparaten. Meersalz und Meeresgemüse (Algen) sind dafür gute Quellen.

Wichtige Spurenelemente und ihre Funktion:

Bor spielt eine wichtige Rolle bei der Resorption von Kalzium und für die Gesundheit von Zähnen und Knochen.

Kupfer sorgt für die Bildung von Knochen, Hämoglobin und roten Blutkörperchen, Elastin und Kollagen, senkt den LDL-Cholesterin-Wert und erhöht den HDL-Cholesterin-Wert. Da man besonders im Verdauungstrakt, der Lunge und der Brust von Patienten mit bösartigen Tumoren einen erhöhten Kupfergehalt festgestellt hat, könnte es einen Zusammenhang mit der Entstehung von Krebs geben.

Zink ist beteiligt an der Produktion von Insulin, der Verstoffwechselung von Kohlenhydraten, der Bildung von Eiweißverbindungen und der Resorption von Vitaminen aus dem Verdauungstrakt (besonders Vitamine der B-Gruppe); es unterstützt die Prostatafunktion und die männliche Reproduktionsfähigkeit.

Eisen ist der Kernbestandteil des Hämoglobins und spielt eine wichtige Rolle bei der Funktion der Enzyme, der Vitamin-B-Bruppe sowie des Immunsystems.

Selen verhindert in Kombination mit Vitamin E die Bildung freier Radikale. Selen ist ein Wundermineral, dessen Gehalt vom jeweiligen Anbauboden abhängt. Die Ergebnisse wissenschaftlicher Studien deuten darauf hin, dass sich bei Selenmangel das Risiko von Leukämie und Krebs erhöht.

Chrom unterstützt den Fett- und Kohlenhydratstoffwechsel; es erleichtert den Glukosestoffwechsel durch Kontrolle des Blutglukosespiegels, der so keinen übermäßigen Insulinverbrauch erfordert, und verhindert auf diese Weise Hypoglykämie und Diabetes.

Mangan ist beteiligt am Fett- und Kohlenhydratstoffwechsel und an der Hormonbildung.

Molybdän sorgt für die Gesundheit der Zähne und des Mundraums.

Jod ist von entscheidender Bedeutung für die Funktion der Schilddrüse und die Verhinderung von Kropfbildung.

Heilnahrung

Meeresgemüse (Algen) ist unter anderem eine ausgezeichnete Quelle für Faserstoffe. Unverdauliche, wasserunlösliche Faserstoffe absorbieren im Darm Wasser, erhöhen so die Masse des Darminhalts an den Wänden und beschleunigen die Peristaltik. Auf diese Weise verhindern sie die Ansammlung von Toxinen im Dickdarm.

Nori ist die wichtigste Algenart in der japanischen Küche. Das Wort bezeichnet verschiedene Sorten von essbaren Rotalgen (dt. »Purpurtang«). Nori wird in den seichten Küstengewässern Japans angebaut und kommt meist in getrockneter Form von dunkelgrünen, quadratischen, papierartigen Blättern auf den Markt. Wie für Rotalgen typisch ist der Jodgehalt von Nori relativ gering, während dieses Meeresgemüse reich an Eisen, Fluor, Vitamin B6 und B12 ist.

Aonori (»grüner Nori«) wird meist in Form feiner Grünalgen-Flocken (ähnlich wie gehackte Kräuter) verkauft und ist reich an Eisen, Kalium, Kalzium, Magnesium, Lithium, Vitaminen (Vitamin C) und Aminosäuren (Methionin). Aonori enthält bioaktive Substanzen, die die Produktion von Kollagen und Elastin in der Haut unterstützen und damit Anti-Aging-Eigenschaften besitzen.

Kanten ist bei uns unter der malaiischen Bezeichnung (Agar-)Agar oder auch japanische Gelatine bekannt. Kanten wird aus Rotalgen produziert und ist ein ausgezeichnetes geschmacksneutrales und unverdauliches Geliermittel. Kanten zeichnet sich durch einen besonders hohen Gehalt an Vitaminen, Mineralstoffen und Spurenelementen (inklusive Jod, Kalzium und Eisen) aus. Wegen seiner Unverdaulichkeit kann es (in höherer Dosis) auch als Appetithemmer und Abführmittel eingesetzt werden. In Indonesien wird Agar-Agar positive Wirkungen gegen Diabetes und Herzerkrankungen zugeschrieben.

Hijiki (oder Hiziki) ist eine Braunalgenart, die an den

Küsten Japans wild wächst. Sie wird in Japan wegen der festen Konsistenz, einem besonderen Aroma und einer leichten Süße als Nahrungsmittel sehr geschätzt. Hijiki ist besonders reich an Faserstoffen und essenziellen Mineralstoffen (Eisen) und hat nur einen mittleren Jodgehalt. Der Kalziumgehalt ist 10-mal so hoch wie der von Milch. Hijiki gilt bei japanischen Frauen als wirkungsvolles Mittel für die Gesundheit, Schönheit und Geschmeidigkeit von Haut und Haaren.

Wakame, ebenfalls eine Braunalge, ist nach Nori die wichtigste japanische Speisealge und gilt als Delikatesse. Sie wird auch in der Bretagne kultiviert. Die würzig-aromatische Wakame kommt in Form getrockneter Blattstücke in den Handel und wird in Japan vor allem als Zutat zur traditionellen Miso-Suppe verwendet. Obwohl Braunalgen generell reichlich Jod enthalten, ist Wakame mit nur circa 10 mg/ 100 g Trockensubstanz gut zum häufigen Verzehr geeignet. Die in Wakame enthaltene Alginsäure trägt zur Entgiftung und Reinigung des Darms bei. Ein weiterer Inhaltsstoff von Wakame fördert die Fettverbrennung.

Kombu ist eine Braunalgenart, die in den kühleren Gewässern Nordjapans gedeiht. Da diese Algenarten, die im Englischen als *Kelp* bezeichnet werden, einen besonders hohen Jodgehalt haben, sind sie in Deutschland nicht als Lebensmittel zugelassen. Kombu enthält die meisten Mineralstoffe und Vitamine vor allem Speisealgen. Weil Kombu auch eine natürliche Quelle des Weichmachers und Geschmacksverstärkers Glutaminsäure ist (in synthetischer Form als Glutamat bekannt), werden Gerichte mit Kombu zart und schmackhaft.

Kima ist eine essbare Trüffelart aus den (semi-)ariden Regionen des Mittelmeergebiets, Nordafrikas und des Mittleren Ostens. Dieser Pilz, der vor allem das Immunsystem stärken soll, gehört zur Familie der Wüstentrüffel. Diese seltenen und teuren Pilze erreichen nur wenige Zentimeter Durchmesser und ein Gewicht von 30 bis 300 Gramm.

Maitake ist ein essbarer Pilz, der in Japan traditionell als Lebensmittel und Heilmittel benutzt wird. Maitake (auf Deutsch auch Klapperschwamm genannt) wächst im Herbst in büschelförmigen Schwämmen mit graubraunen Hüten an Bäumen. Inzwischen wird er auch in Deutschland auf Sägemehl kultiviert und ist in verschiedenen Formen als Nahrungsergänzungsmittel erhältlich. In Asien werden die Heilwirkungen dieses Wunderpilzes hauptsächlich zur Behandlung von Tumorerkrankungen, HIV, Hepatitis, Osteoporose und Rachitis eingesetzt. Maitake stärkt das Immunsystem und hat daher die Fähigkeit, unerwünschte Nebenwirkungen der Chemotherapie abzuschwächen. Dieser Pilz ist gleichfalls wirksam bei Bluthochdruck und Diabetes.

Kikurage ist die japanische Bezeichnung für einen weltweit verbreiteten Speisepilz, der unter zahlreichen Namen bekannt ist: Judasohr, Ohrlappenpilz, Wolkenohren, Holunderpilz, chinesische Morchel, Mu-Err (chin. = »Holzohr«), Black Fungus. Er wird in der ostasiatischen Küche wegen seiner knackigen Textur und seinem milden Geschmack hoch geschätzt. Kikurage-Pilze sind reich an Kalzium und Vitamin D und bekannt für ihre gesundheitsfördernden Wirkungen.

Chaga ist ein hervorragender »medizinischer« Heilpilz

und ein starkes natürliches Antioxidans. Chaga soll Viren bekämpfen, das zentrale Nervensystem stimulieren, das Wachstum von Tumor- und Krebszellen hemmen, die Zahl der weißen Blutkörperchen reduzieren, den Blutdruck in den unteren Arterien und den Venen senken, den Blutzuckergehalt reduzieren, die Farbe und Elastizität der Haut verbessern, das jugendliche Aussehen wiederherstellen und Leber, Nieren und Milz entgiften.

Der Chaga-Pilz wächst in den Nordregionen Sibiriens vor allem auf Birken (Birkenpilz). Chaga enthält bedeutende Anteile von Betulin und Betulinsäure, deren krebsbekämpfende Eigenschaften Gegenstand wissenschaftlicher Untersuchungen sind, sowie SOD (Superoxid-Dismutase), das effektivste antioxidative Enzym zur Bekämpfung von Zellschäden durch freie Radikale. Außerdem findet sich im Chaga-Pilz ein breites Spektrum immunstimulierender bioaktiver Substanzen mit nachgewiesener Wirksamkeit bei verschiedenen Arten von Krebs sowie HIV, Diabetes, Bluthochdruck, Hypercholesterinämie und Übergewicht. Chaga-Pilze besitzen spasmolitische, diuretische, antimikrobielle, regenerative Eigenschaften; sie normalisieren die Funktionen der Darmflora und unterstützen die Heilung von Magen- und Zwölffingerdarmgeschwüren.

Shiitake ist ein bekannter japanischer Speise- und Heilpilz, der inzwischen auch in Deutschland gezüchtet und wegen seines guten Geschmacks und seiner gesundheitlichen Wirkungen geschätzt wird. Shiitake enthält eine bestimmte Aminosäure, welche die Verarbeitung von Cholesterin in der Leber beschleunigt. Außerdem ist dieser Pilz ein effektives

Mittel zur Krebsprävention. Eine Polysaccharid-Verbindung im Shiitake scheint die Immunzellen so zu aktivieren, dass sie Tumorzellen im Körper beseitigen; sie könnte auch wirksam gegen HIV und Hepatitis B sein. Shiitake-Pilze haben nachweislich Zellschäden von Herpes simplex I und II zum Stillstand gebracht.

Dr. Shinyas sieben goldene Schlüssel zu guter Gesundheit

Nutzen Sie diese Schlüssel, um das Basisenzym in Ihrem Körper zu bewahren und ein langes, gesundes Leben zu genießen!

I. Gute Ernährung

85 bis 90 Prozent pflanzliche Nahrung:
1. 50 Prozent Getreidekörner, Naturreis, Teigwaren aus Vollkornmehl, Gerste, Müsli, Vollkornbrot, Hülsenfrüchte wie Sojabohnen, Linsen, Erbsen und farbige Bohnensorten.
2. 30 Prozent grünes und gelbes Gemüse, Wurzelgemüse wie Kartoffeln, Karotten, Yamswurzeln und rote Rüben sowie Meeresgemüse (Algen).

10 bis 15 Prozent tierisches und pflanzliches Eiweiß (nicht mehr als 90 bis 120 g/Tag):
1. Fische aller Art, aber vorzugsweise kleinere Fische, da die größeren Quecksilber- und andere Schwermetallrückstände enthalten.
2. Geflügel: Hühnerfleisch, Truthahn, Ente – aber nur in geringer Menge.
3. Rind, Lamm, Kalb, Schwein (sollte aber eingeschränkt oder ganz vermieden werden).
4. Sojamilch, Tofu, Reismilch, Mandelmilch.

Zusätzliche Lebensmittel:
1. Kräutertees
2. Algentabletten (z. B. Kelp)
3. Bierhefe (gute Quelle für B-Vitamine und Mineralstoffe)
4. Bienenpollen und Propolis
5. Enzympräparate
6. Multivitamin- und Mineralstoffpräparate

Nahrungsmittel und Substanzen, die zu meiden oder zu begrenzen sind:
1. Milchprodukte wie Kuhmilch, Käse, Joghurt usw.
2. japanischer grüner Tee, chinesischer Tee, englischer Tee (täglich auf 1 bis 2 Tassen begrenzen)
3. Kaffee
4. Süßigkeiten und Zucker
5. Nikotin
6. Alkohol
7. Schokolade
8. Fette und Öle
9. normales Kochsalz (stattdessen natürliches Meersalz mit vielen Spurenelementen benutzen)

Zusätzliche Ernährungsempfehlungen:
1. 4 bis 5 Stunden vor dem Schlafengehen nicht mehr essen und trinken.
2. Jeden Bissen 30- bis 50-mal kauen.
3. Zwischen den Mahlzeiten nichts essen, Ausnahme: ganze Früchte (da Obst schnell verdaut wird,

können Sie eine Stunde vor dem Schlafengehen
auch eine ganze Frucht essen, wenn Sie Hunger
haben).

4. 30 bis 60 Minuten vor den Mahlzeiten Obst essen
   oder (frischen) Saft trinken.

5. Biogetreide und -müsli essen.

6. Mehr rohe oder leicht gedämpfte Nahrung essen
   (bei Temperaturen über 48 °C werden die Enzyme
   zerstört).

7. Oxidierte Nahrungsmittel vermeiden (Obst, das
   bräunlich angelaufen ist, hat zu oxidieren begonnen).

8. Fermentierte Lebensmittel essen.

9. Achten Sie auf das, was Sie essen. Machen Sie
   sich klar, dass der Mensch ist, was er isst.

II. Gutes Wasser

Wasser ist von entscheidender Bedeutung für Ihre Gesundheit. Trinken Sie Wasser mit starker Reduktionskraft, das
möglichst frei von chemischen Verunreinigungen ist. Gutes
Wasser zu trinken – wie Mineralwasser oder hartes Wasser,
das viel Kalzium und Magnesium enthält –, sorgt für einen
optimalen pH-Wert in Ihrem Körper.

1. Erwachsene sollten täglich mindestens 6 bis 10
   Gläser Wasser trinken.

2. Trinken Sie 1 bis 3 Gläser Wasser morgens nach
   dem Aufstehen.

3. Trinken Sie 2 bis 3 Gläser Wasser eine Stunde vor jeder Mahlzeit.

III. Regelmäßige Ausscheidung

1. Machen Sie es sich zur täglichen Gewohnheit, Giftstoffe auszuscheiden und Ihren Organismus regelmäßig zu reinigen.
2. Meiden Sie Abführmittel.
3. Bei Darmträgheit oder zur Entgiftung der Leber können Sie auch Kaffee-Einläufe machen. Kaffee-Einläufe sind ideal zur Entgiftung des Dickdarms oder des ganzen Organismus, weil sie keine freien Radikale im Blut freisetzen (wie manche anderen Entgiftungsmethoden).

IV. Maßvolle Bewegung

1. Ihrem Alter und Ihrer körperlichen Verfassung angepasste Formen von Bewegung sind für eine gute Gesundheit notwendig, aber bei übertriebener sportlicher Betätigung werden freie Radikale gebildet und schaden Ihrem Körper.
2. Empfehlenswerte Formen der körperlichen Betätigung sind zum Beispiel Gehen (4 km), Schwimmen, Radfahren, Tennis, Golf, Muskeltraining, Yoga, Kampfkunst oder Aerobic.

V. Ausreichende Ruhe

1. Gehen Sie jeden Abend zur gleichen Stunde zu Bett und schlafen Sie 6 bis 8 Stunden ohne Unterbrechung.
2. Essen oder trinken Sie 4 bis 5 Stunden vor dem Schlafengehen nichts mehr. Falls Sie hungrig oder durstig sein sollten, können Sie eine Stunde vor dem Schlafengehen eine kleine Frucht essen, da sie rasch verdaut wird.
3. Machen Sie nach dem Mittagessen ein Nickerchen (Powernap) von etwa 30 Minuten.

VI. Atmung und Meditation

1. Üben Sie Meditation.
2. Praktizieren Sie positives Denken.
3. Machen Sie jede Stunde 4 bis 5 tiefe Atemzüge (mit Bauchatmung). Dabei sollte das Ausatmen doppelt so lang sein wie das Einatmen. Das ist sehr wichtig, weil Tiefatmung dazu beiträgt, dass der Körper sich von Giftstoffen und freien Radikalen befreit.
4. Tragen Sie lockere Kleidung, die Ihre Atmung nicht beengt.
5. Hören Sie auf Ihren Körper und behandeln Sie ihn gut.

VII. Liebe und Freude

1. Liebe und Freude können dem Enzymfaktor in Ihrem Körper manchmal einen wunderbaren Schub geben.
2. Nehmen Sie sich täglich Zeit, um eine Haltung der Dankbarkeit zu pflegen.
3. Lachen Sie.
4. Singen Sie.
5. Tanzen Sie.
6. Leben Sie mit Leidenschaft und engagieren Sie sich mit ganzem Herzen in Ihrem Leben, bei Ihrer Arbeit und für die Menschen, die Sie lieben.

Über den Autor

Dr. Hiromi Shinya wurde 1935 in Yanagawa im Süden Japans geboren. Nach dem Studium der Medizin in Tōkyō und dreijähriger Tätigkeit an einem US-Militärkrankenhaus in Japan ging er 1963 als Assistenzarzt für Chirurgie nach New York. Dort wurde er zum Pionier der Gastroskopie und Koloskopie, denn in den Jahren 1967 bis 1969 entwickelte er die nach ihm benannte Methode der Magen-Darm-Koloskopie und endovaskulären Darmchirurgie, der nichtinvasiven Entfernung von Darmpolypen mit dem Koloskop (Polypektomie). In vierzig Jahren medizinischer Praxis hat er mit seiner Technik in den USA und Japan über 300 000 Patienten untersucht und bei ungefähr 100 000 von ihnen Darmpolypen entfernt. Damit ist Dr. Shinya auf seinem Fachgebiet *die* Autorität weltweit. Seit 1994 ist er Professor für klinische Chirurgie an der Albert Einstein School of Medicine und arbeitet als medizinischer Direktor der endoskopischen Abteilung am Beth Israel Medical Center in New York und als Berater mehrerer gastroenterologischer Fachkliniken in Japan. Zu seinen zahlreichen prominenten Patienten gehören in Japan viele Persönlichkeiten aus Politik, Wirtschaft und Kultur, in den USA auch Stars wie Dustin Hoffmann, Sting und Rock Hudson. Mit über siebzig Jahren leitet er immer noch seine eigene Magen-Darm-Klinik in New York und wirkt als Vertreter einer holistischen Sichtweise auch aktiv als Buchautor, Gesundheits- und Lebensberater. Die japanische Originalversion dieses Buches wurde in Japan sofort ein Bestseller, von dem in wenigen Monaten über zwei Millionen Exemplare verkauft wurden.

Homepages (englisch):
www.drshinya.com
www.cafecolon.jp/e

Praxis/Klinik:
305 East 55th Street, Suite 102
New York, NY 10022
Tel: 001-(212)-751–9714
Fax: 001-(212)-831–1821

Publikationen:
Über 10 amerikanische und japanische Veröffentlichungen
zu den Zusammenhängen zwischen Darm, Ernährung und
Gesundheit.
1982 – *Colonoscopy, diagnosis and treatment of colonic
       diseases*, New York.
1998 – *Ichō wa kataru* (»Was uns Magen und Darm über
       Gesundheit und langes Leben sagen«), bis heute ein
       Longseller, veröffentlicht bei Kōbundō, Tōkyō.
2000 – *Ichō wa kataru*(2) – Fortsetzungsband mit Gesund-
       heitsrezepten.
2005 – *Chō no kenkō-kakumei* (»Gesundheitsrevolution aus
       dem Darm«).
2007 – The Enzyme Factor. Council Oak Books, Francisco
       & Tulsa (amerikanische Version des vorliegenden
       Buches).

Register

P

Pankreas s. *Bauchspeichel-
drüse*
Pankreasbeschwerden 97
Pankreassaft 96f.
Pankreatitis s. Bauchspei-
cheldrüsenentzündung
Parasiten 125f.
Pektin 108
Pepsin 49
Peptide 63
Peristaltik 40
Peroxidase (Enzym) 141
Personen, übergewichtige
182
Pestizide 200
Pflanzenöle 95
Pflanzensamen 120
Phenylalanin 116
Phosphor, Kalzium und 112
Polyphenole 32, 202
Polyphenole, antioxidative 92
Potenzial, elektrisches 153
Powernaps 169f., 172
Prädisposition, genetische 11
Präparate, pflanzliche 53
Proktoskop (Rektoskop) 42
Prostata 187
Prostatakrebs 41
Prostatakrebs, Dickdarm und
82
Protease (Enzym) 101

Proteinanteil 31
Proteinbedarf 107
Proteine 19, 35, 116
Proteine, tierische 117
Proteinkatalysator 18
Proteinzufuhr, erhöhte 37
Protonenpumpen-Inhibitoren
48

R

Radikale, freie 32, 67, 71, 74,
92f., 106, 112, 141f., 154,
173, 192, 194ff., 202, 207
Redoxpotenzial 153
Reflux 146, 148
Regeneration, Enzyme und 67
Reis 119
Reis, weißer 118
Reiskeim (Albumin) 119
Rinderwahnsinn s. BSE
Rohkost 130
Rohmilch 101, 104f.
Rotwein 91

S

Salzsäure 49
Samen 100
Sättigungsgefühl 125
Schlaf 29, 171
Schlaf-Apnoe 146
Schlaf-Apnoe, Übergewicht
und 143f.

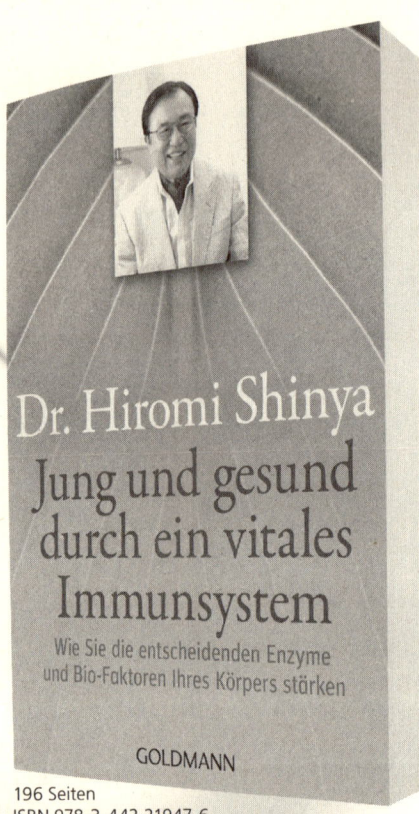
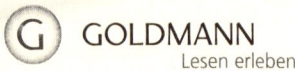